Wills 临床眼科彩色图谱及精要

Ⅲ Wills Eye Hospital
COLOR ATLAS & SYNOPSIS OF CLINICAL OPHTHALMOLOGY

眼整形
第 3 版

OCULOPLASTICS
THIRD EDITION

〔美〕罗伯特·B.佩恩 编 著

喻长泰 涂惠芳 主 译

U0339296

天津出版传媒集团

天津科技翻译出版有限公司

著作权合同登记号：图字：02-2019-197

图书在版编目(CIP)数据

　　眼整形 / (美)罗伯特·B.佩恩(Robert B. Penne)
编著；喻长泰，涂惠芳主译. —天津：天津科技翻译
出版有限公司，2022.6
　　(Wills临床眼科彩色图谱及精要)
　　书名原文：Color Atlas and Synopsis of Clinical
Ophthalmology—Oculoplastics
　　ISBN 978-7-5433-4227-9

　　Ⅰ.①眼… Ⅱ.①罗… ②喻… ③涂… Ⅲ.①眼－整
形外科学－图谱 Ⅳ.①R779.6-64

　　中国版本图书馆CIP数据核字(2022)第057616号

Robert B. Penne：Color Atlas and Synopsis of Clinical Ophthalmology—Oculoplastics，
3rd ed. ISBN：978-1-4963-6685-6

　　本书提供了药物的适应证、副作用和剂量疗程，可能根据实际情况进行调整。读者须阅读药品包装盒内的使用说明书，并遵照医嘱使用。本书的作者、编辑、出版者或发行者对因使用本书信息所造成的错误、疏忽或任何后果不承担责任，对出版物的内容不做明示的或隐含的保证。作者、编辑、出版者或发行者对由本书引起的任何人身伤害或财产损害不承担任何责任。

授权单位：Wolters Kluwer Health，Inc.
出　　版：天津科技翻译出版有限公司
出 版 人：刘子媛
地　　址：天津市南开区白堤路244号
邮政编码：300192
电　　话：(022)87894896
传　　真：(022)87893237
网　　址：www.tsttpc.com
印　　刷：天津新华印务有限公司
发　　行：全国新华书店
版本记录：635mm×940mm　32开本　10印张　300千字
　　　　　2022年6月第1版　2022年6月第1次印刷
　　　　　定价：118.00元

（如发现印装问题，可与出版社调换）

译校者名单

主　译

喻长泰　武汉大学附属爱尔眼科医院

涂惠芳　武汉大学附属爱尔眼科医院

译校者

赵　敏　武汉大学附属爱尔眼科医院

陆秀兰　武汉大学附属爱尔眼科医院

焦　峰　武汉大学附属爱尔眼科医院

谢杨杨　武汉大学附属爱尔眼科医院

明　维　武汉大学附属爱尔眼科医院

王育红　武汉大学附属爱尔眼科医院汉口院区

黎冬平　武汉大学附属爱尔眼科医院汉口院区

杜　薇　武汉大学附属爱尔眼科医院汉阳院区

雷海珠　长沙爱尔眼科医院

秘书

陆秀兰　武汉大学附属爱尔眼科医院

雷海珠　长沙爱尔眼科医院

明　维　武汉大学附属爱尔眼科医院

于乾隆　爱尔眼科医院集团

黄　璐　爱尔眼科医院集团

赵　耀　爱尔眼科医院集团

编 者

Robert B. Penne, MD

Director and Attending Surgeon, Oculoplastics Service
Co-Director, Ocular Cicatricial Pemphigoid Clinic
Wills Eye Hospital
Professor of Ophthalmology
Sidney Kimmel Medical College at Thomas Jefferson University
Philadelphia, Pennsylvania

丛书主编

Christopher J. Rapuano, MD

Director and Attending Surgeon, Cornea Service
Co-Director, Refractive Surgery Department
Wills Eye Hospital
Professor of Ophthalmology
Sidney Kimmel Medical College at Thomas Jefferson University
Philadelphia, Pennsylvania

丛书中文版序

这几年我与年轻的眼科医生、我的研究生们在一起时,他们常常和我谈到现在的专业书很多,不知道如何选择。确实,随着包括眼科在内的医学科学发展日新月异,新的知识、新的技术层出不穷,让人应接不暇;随之而来的出版物,如教科书、学术著作等不断涌现,加之电子书刊、线上读物等确实让人眼花缭乱、无所适从,这就是典型的知识爆炸时代。如何在有限和宝贵的时间内选择好书并读到好书也是大家必须思考的问题。我认为符合好书的条件有三项:首先是作者,眼科临床方面的专著或教科书必须由高水平的眼科医生来编写;其次是这些高水平的医生应当在国际著名和顶级的医院工作和实践过;最后是这些书应当由顶级出版社出版发行。此外,如果是专业译著,译者除了需要具有一定的外语水准外,还必须是临床工作的亲历者和实践者,只有这样才能最真实地表达原作者的原意,才能在翻译时做到"信、达、雅"!

今天我给大家推荐一套优秀的眼科教科书,即中文版"Wills临床眼科彩色图谱及精要"丛书。我谓之优秀,是指这套书符合我前述的条件与标准。该丛书各分册均由欧美著名眼科权威专家编写,这也就符合了第一项标准——高水平编写者。再者,编者们来自著名的 Wills 眼科医院(Wills Eye Hospital),它是全美顶级的眼科临床诊疗机构,近年来位居全美 U.S.News 眼科医院排行榜最前列。凭借 Wills 眼科医院的精湛医疗技术和高水平学术地位,这套图书有针对性地覆盖并解决了最常遇到的眼病临床问题,包括流行病学和病因学、病史、体格检查、鉴别诊断、实验室及特殊检查、诊断、预后和处理等,涵盖了眼科学的主要领域,实用性和图谱性结合。每个分册病种齐全、图片精美,展示了Wills 眼科医院的学术资源与雄厚实力。同时,该丛书由国际著名出版公司Wolters Kluwer 出版,该丛书的中译本包括《视网膜》(主译沈丽君,主审徐格致)、《神经眼科》(主译李志清,主审魏世辉)、《眼整形》(主译喻长泰、涂惠芳)、《小儿眼科》(主译杨积文)、《角膜病》(主译陈蔚,主审史伟云)、《青光眼》(主译梁亮)、《葡萄膜炎》(主译杨培增)7个分册,主译均为我国著名的眼科专家。因此,我认为这套手册性图书是值得推荐给有志于眼科事业的学生、医生及医护从业者的优秀图书。

　　这里值得一提的是,这套丛书久经考验,历久弥新。本次出版的是第3版中译本,与前一版相比,一方面增加了大量清晰的MRI成像,便于更精确地定位病变位置;另一方面更专注于新近的治疗进展,有助于医生开阔眼界,提高诊治能力。

　　最后,诚挚期盼本书之付梓能为眼科事业的发展助力添彩。

瞿佳

2021 年 11 月

中译本序

　　我祝贺喻长泰教授和涂惠芳主任领衔和组织翻译的美国威尔斯眼科医院(Wills Eye Hospital)眼整形科主任罗伯特·B.佩恩的专著《Wills临床眼科彩色图谱及精要:眼整形》出版。美国威尔斯眼科医院是美国著名的眼科医院,临床力量很强,在国际眼科界有很大的影响力。该院出版了一套以"图谱及精要"为主的丛书,包括《眼整形》《角膜病》《视网膜》《青光眼》《神经眼科》《葡萄膜炎》和《小儿眼科》7个分册。《眼整形》是其中一本分册,内容涉及眼睑的良性病变、炎症、新生物、外伤、位置异常、先天异常;泪道阻塞、感染、泪囊肿瘤;眼眶感染、眼眶肿瘤、外伤,以及先天性疾病。这本书的主要特点是将总结性文字和说明性的优质图片有机结合,从而简明扼要地介绍各种眼病。对于所介绍的眼病,本书还概述了所要进行的诊断试验、鉴别诊断和治疗方案。因此,本书适合繁忙的眼科临床医师应用,也适合学习眼整形的医学生、住院医师应用。

　　引进国际上优秀的眼科专著和教材不仅方便教学,保证住院医师的培训质量,而且可以使我国眼科医师了解国际眼科诊疗的先进理念和实践,从而提高我国眼科的整体水平。喻长泰教授和涂惠芳主任翻译本书就是这种努力的一部分。他们长期从事眼整形亚专科的工作,对眼睑、泪道和眼眶疾病的诊治有丰富的经验。在本书的翻译中,译者们以认真、严谨的态度,将本书的"精、气、神"以中文形式完满地体现出来。为此,我谨向我国眼科同道推荐本书。

中国医学科学院,北京协和医学院

北京协和医院眼科教授

国际眼科科学院院士和第一副主席

中华医学会眼科分会前任主任委员

中国医师协会眼科医师分会前任会长

《中华眼科杂志》前任总编辑

2021 年 10 月 24 日于北京

中译本前言

随着人民生活水平的提高和人际交流的日益扩展，一副靓丽的面容则成为人们的迫切需求，于是眼整形作为眼科学和整形外科学的融合亚专业学科就应运而生。它让患者恢复正常的眼表功能，也让患者重建眼部健康的形态。

美国威尔斯眼科医院罗伯特·B.佩恩教授编著的《Wills 临床眼科彩色图谱及精要：眼整形》分册，全书共分为眼睑、泪道和眼眶三大部分，每一种疾病，既有彩色图谱，又有简明扼要的临床特征及诊疗要点叙述，直观、简洁、系统，有助于读者深刻认知疾病。

本书可作为住培生、进修生和研究生学习眼整形的辅助教材，也适合作为各级眼科医师临床工作中的参考资料。

本书译者均为从事眼整形工作的医师，在翻译中可能有不妥或疏忽之处，敬请各位读者和同仁指正！

2021 年 6 月 28 日于武汉

　　本套丛书的魅力在于说明性图片和总结性文字超强有机的结合。眼科学是一门非常视觉化的学科,适于以临床图片的形式表达。本套丛书涵盖7个眼科学专科——《视网膜》《神经眼科》《眼整形》《小儿眼科》《角膜病》《青光眼》及《葡萄膜炎》,每本书的体例稍有不同,但都采用相对一致的格式。

　　出版本套丛书的目的是向所有从事健康保健工作的学生、住院医生和执业医生提供眼科主要领域的最新临床总结,大量质量卓越的图片和简明概括性的文字说明将有助于实现这一目标。

丛书主编 Christopher J. Rapuano,MD

　　本书旨在帮助临床医生，包括眼科和非眼科医生，辨别最常见的眼整形外科疾病。很多眼整形外科疾病可以通过观察病变的外观进行诊断，本书为此提供了重要的图像和描述信息，是急诊或门诊诊疗中的理想参考资料。此外，本书还简要概述了每一种疾病需要进行的诊断试验、鉴别诊断和治疗方案。

Robert B. Penne，MD

致 谢

　　特别感谢在本书的出版和我的眼整形手术实践中给予帮助的同事们：Jacqueline R. Carrasco 博士、Michael P. Rabinowitz 博士和 Mary A. Stefanyszyn 博士。

目 录

这不仅是一本医学专著
更是读者的高效阅读解决方案

建议配合二维码使用本书

【特配线上资源】

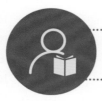

推荐阅读：获取更多眼科学图书推荐。

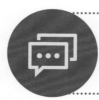

读者交流群：加入读者交流群，同本书读者交流阅读心得，分享眼整形方面的知识理论，开拓视野，提升自我水平。

【入群步骤】

第一步　微信扫码

第二步　根据提示加入交流群

第三步　可在群内发表读书心得，
　　　　与书友交流专业医学知识

扫码添加
智能阅读向导

第1部分 眼睑

第 1 章

眼睑良性病变

乳头状瘤

乳头状瘤是一种良性的皮肤病变，常无症状，发生在易磨损的部位，如腋窝、乳房下和腹股沟等，也常见于颈部和眼睑。眼睑的乳头状瘤常呈多发性生长，随着年龄的增长逐渐增多。

同义词：皮赘、软垂疣。

病因学和流行病学

- 年龄：多见于中老年人群。
- 性别：多见于女性。
- 病因：未知。

病史

- 常无明显症状，外伤后会有触痛。
- 肿块会逐渐结痂或出血。

查体

- 肿块柔软；呈肤色、褐色或棕色；为圆形或椭圆形、带蒂的乳头状瘤

（图1-1A和B）。病变常局限在基底部。

- 肿块大小为<1~10mm。

特殊事项

- 妊娠期可能会逐渐增多。
- 在肥胖患者中更多见。

鉴别诊断

- 带蒂脂溢性角化病。
- 皮内痣。
- 孤立性神经纤维瘤。
- 传染性软疣。
- 结膜乳头状瘤（图1-1C）常见于睑缘，但其外观与眼睑乳头状瘤不同，且肿块基底部来源于结膜表面。

治疗

- 从基底部将肿块切除。

预后

- 良好。乳头状瘤可能会在眼睑其他部位继续生长。

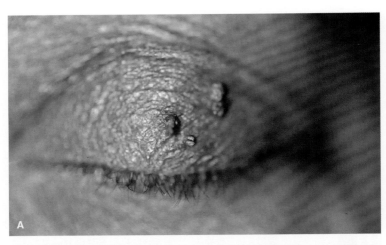

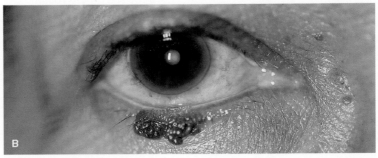

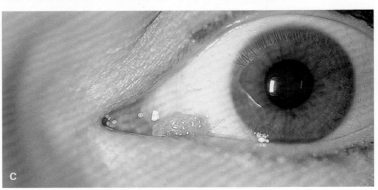

图1-1   乳头状瘤。(A)上睑可见多个较小的乳头状瘤。(B)右眼下睑可见较大的乳头状瘤。**结膜乳头状瘤**。(C)乳头状瘤生长在结膜表面,延伸至睑缘,呈肉色,较皮肤乳头状瘤更易碎。结膜乳头状瘤可能与病毒感染有关。

脂溢性角化病

　　脂溢性角化病是最常见的良性上皮性肿瘤之一。这种病变是遗传性的，30岁以前少见，随着年龄的增长逐渐增多。有些患者仅有少量病灶，部分患者可能有全身大量病灶。

病因学和流行病学

- 年龄:随着年龄的增长逐渐增多，30岁以前少见。
- 性别:男性多发，且病变范围较广。
- 病因:未知。
- 遗传性:可能为常染色体显性遗传。

病史

- 病灶常呈现数月到数年不等，多无明显症状。
- 多见于面部、躯干和上肢。

查体

- 肿块起初为扁平状、浅褐色，色素沉着增多，并逐渐隆起(图1-2A)。随着年龄的增长，肿块表面逐渐呈瘤状(图1-2B)。
- 肿块大小为1~6 mm。

特殊事项

- 常见于下睑。

鉴别诊断

- 色素型光线性角化病。
- 寻常疣。
- 色素性基底细胞癌。

病理生理学

- 表皮病变。角化细胞、黑色素细胞的良性增生，伴角囊肿形成。

治疗

- 手术切除:光灼或冷冻疗法可切除病灶。残留的基底部可用烧灼法治疗。

预后

- 良好，复发率低。
- 患者常有多个病灶，并随着年龄的增长出现新的病灶。

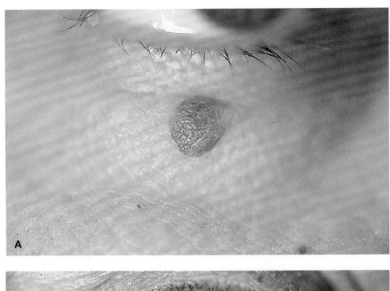

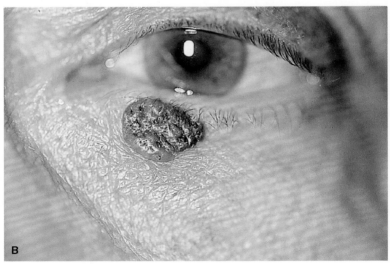

图1-2　脂溢性角化病。脂溢性角化病是眼睑的常见病变。随着年龄增长，病灶颜色逐渐加深，如图B所示。

皮角

皮角是临床上的一个描述性术语,主要指角化过度的肿块。角化过度的病因多样,需要进行活检以明确病因。

病因学和流行病学

- 年龄:年龄较大的成年人。
- 性别:男女均等。
- 病因:角化过度常与多种潜在病变有关。

病史

- 病灶的生长速度可快可慢。

查体

- 隆起的病灶,常出现在肿块的基础上,多呈白色。
- 病灶表面呈过度角化(图1-3)。

特殊事项

- 需要进行活检以排除病灶底部的恶性病变,如基底细胞癌、鳞状细胞癌等。

鉴别诊断

- 这是一个描述性术语,而非病理性或诊断性用语。
- 病变的底部可能是脂溢性角化病、寻常疣、基底细胞癌或鳞状细胞癌。

实验室检查

- 病理学检查。

治疗

- 切除活检,送病理学检查。

预后

- 良好。

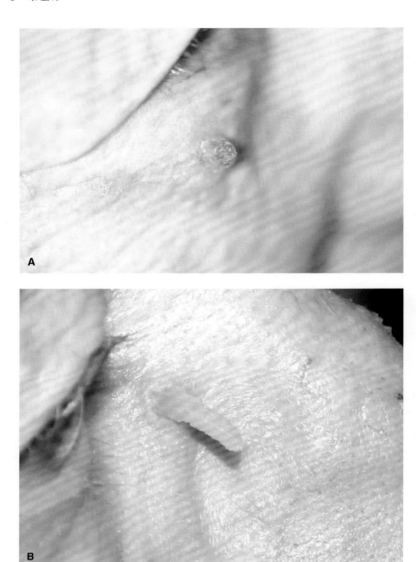

图1-3   皮角。皮角是一个质硬、表面粗糙的白色病灶。(A)病灶表面突出不明显,但有些病灶表面有尖角,因而得名"皮角"。(B)下睑皮角。

表皮包涵性囊肿

表皮包涵性囊肿是眼周常见的白色或黄色囊肿，也可见于面部其他部位，可通过手术切除。

病因学和流行病学

- 年龄：任何年龄。
- 性别：男女均等。
- 病因：起源于毛囊漏斗部，或外伤后表皮组织植入真皮层。

病史

- 可能有相应部位的外伤史。
- 肿块生长缓慢，并保持稳定。

查体

- 光滑、圆形、隆起的囊肿。

- 深部的囊肿呈白色，可通过较薄的眼睑皮肤透见(图1-4)。

特殊事项

- 囊肿可能会继发感染，引起蜂窝织炎。

鉴别诊断

- 传染性软疣。
- 睑板腺囊肿。
- 汗管瘤。

治疗

- 手术切除：需要尽量切除整个囊壁，如果保留基底部，需要烧灼破坏残留组织。

预后

- 良好。很少复发。

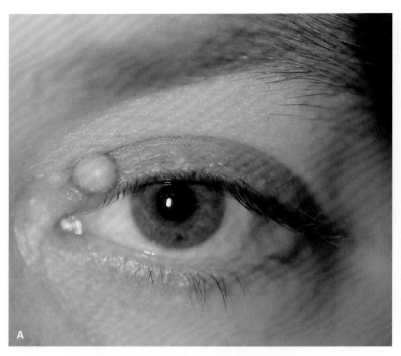

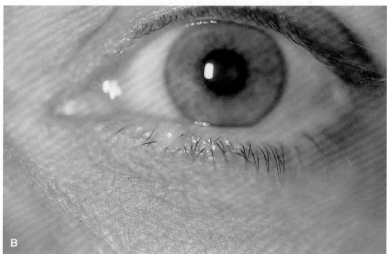

图1-4 **表皮包涵性囊肿**。(A)左眼上睑包涵性囊肿。(B)左眼下睑可见一小囊肿。眼睑包涵性囊肿的患者通常在囊肿体积显著增大之前就已得到有效治疗。

传染性软疣

传染性软疣是一种自限性的病毒感染，以中心脐状突出、接近肤色的丘疹为特点。在免疫功能不全的患者中，传染性软疣不再是自限性疾病，严重者可能会影响外观。如果病灶位于睑缘，可能会引起滤泡性结膜炎。

病因学和流行病学

- 年龄：儿童和青少年。
- 性别：男性较女性更常见。
- 病因：病毒感染，通过皮肤-皮肤接触传播。

病史

- 自发性病变。
- 与患者接触后感染并不常见。

查体

- 单个或多个小丘疹，大小为1~2mm（图1-5）。少数情况下，病灶会增大。
- 病灶呈珍珠白或肤色，中心有脐状的角化栓。

特殊事项

- 如果病变位于睑缘，可能会引起不同程度的慢性滤泡性结膜炎。
- 在免疫功能不全的患者中，病毒感染不再是自限性，可能会引起较大的、影响外观的病变，尤其在面部。

鉴别诊断

- 表皮包涵性囊肿。
- 汗管瘤。
- 角化棘皮瘤。

实验室检查

- 吉姆萨染色后镜下可见角化栓"软疣小体"。

治疗

- 病灶可自行恢复，除外免疫功能不全的患者。
- 如果患者要求去除病灶，较小的可以通过冷冻疗法，中心部分可以通过电干燥法去除。
- 刮除术或直接手术切除也很有效。

预后

- 健康人群预后良好。
- 出现病灶后，传染他人的概率很低，但被传染者需要避免与他人的皮肤接触。

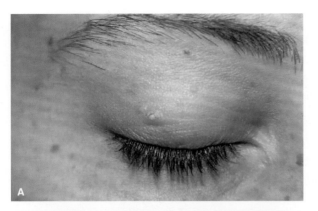

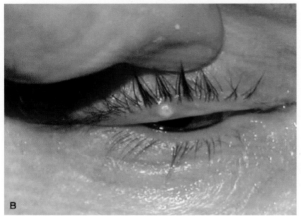

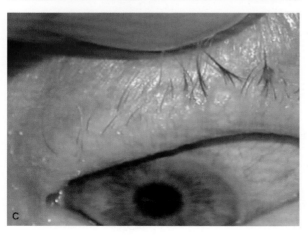

图1-5 **传染性软疣**。(A)上睑可见3个病灶。如果病灶位于睑缘,该眼可能会被感染,出现滤泡性结膜炎。该患者下肢也有类似的病灶。(B)睑缘可见中央含角质栓的隆起病灶。(C)这种病灶部变得更平坦,并且更难被发现。这种角质栓可向睫毛根部移行。(Courtesy of Jurij Bilyk,MD.)

090 睡前避免剧烈运动

为了打造优质的睡眠，我们可以做一些适宜的运动，但切不可做剧烈运动，这样会造成运动过度，影响睡眠。

晚上锻炼的人以上班族居多，这是因为他们无法在白天运动，只能晚上下班后，去健身房或在室外运动。这样剧烈的运动过后，会满头大汗，然后带着疲惫的身体回到家中。

很多人认为身体处于疲劳状态时更容易入睡，所以不分白天黑夜地剧烈运动，而事实上，只有白天积累的疲劳感更有利于夜晚的睡眠。**晚上并不适宜做剧烈运动，即使身体疲惫，大脑也还处于兴奋状态，对睡眠只有坏处，没有好处。**所以经常在晚上做有一定强度运动的人，晚上到了睡觉时间反而无法熟睡，白天却非常想睡。这是因为运动会使体温升高，而睡眠需要身体降温。

因此，临近入睡时应该避免做剧烈运动和大量出汗。睡前肢体处于兴奋状态，体温过高，都会降低睡眠质量。通常，睡前6小时内应停止剧烈运动。

合理安排饮食

对睡眠有益的食物

在饮食选择上，只要选择**对健康有益的食物，睡眠品质就会变好。**一般来说，对健康有益的食物为**五谷杂粮加上鱼肉蛋奶，以及蔬菜水果。**五谷杂粮的主要营养成分是碳水化合物，其次是植物蛋白质；鱼肉蛋奶能够为人体提供蛋白质，并补充人体必需的氨基酸；蔬菜水果含有丰富的维生素、无机盐和纤维素。

要保证从食物中摄取足够的维生素。饮食中缺乏B族维生素（特别是维生素B_3、维生素B_6和维生素B_{12}）会产生睡眠问题。鲑鱼、沙丁鱼富含多种B族维生素；鸡肉、三文鱼和黑米富含维生素B_3；麦芽、烤土豆富含维生素B_6；牛肝肾、猪心、奶酪富含维生素B_{12}。食用富含镁元素的食物，如鳄梨、香蕉、花生酱、坚果等，可以改善睡眠，减少苏醒的次数。

脱水是睡眠质量差的原因之一，记住睡前要多补水。多喝水也许对改善睡眠的效果不明显，但是它能补充人体必需的水分，对健康有益，并最终有益于睡眠。

睑黄瘤

睑黄瘤是发生在上睑或下睑内侧的黄色斑块，外观上具有典型性。随着时间的推移会逐渐增大，可能与高脂血症有关或无关。

同义词:黄色瘤。

病因学和流行病学

- 年龄:多见于50岁以上人群。如果年轻人群出现睑黄瘤，需考虑家族性脂蛋白异常。
- 性别:男女均等。
- 病因:可能与高脂血症有关或无关,似乎有家族倾向但无直接遗传性。

病史

- 病灶可呈现数月至数年,缓慢增大。

查体

- 质软、黄色或橘黄色斑块,位于上睑和(或)下睑内侧(图1-6)。

特殊事项

- 如果血脂检查发现低密度脂蛋白(LDL)升高,可能是家族性脂蛋白异常的标志。

鉴别诊断

- 如果睑黄瘤呈对称性出现，诊断明确,无须鉴别。
- 睑黄瘤早期外观上与包涵性囊肿或汗管瘤相似。

实验室检查

- 血脂检查。

病理生理学

- 包含脂滴的巨噬细胞构成黄色瘤细胞。
- 黄色瘤细胞聚集形成睑黄瘤。

治疗

- 手术切除是最常用的治疗方法。
- 还可采用电干燥法、激光治疗、三氯乙酸等。

预后

- 良好，但随着时间的推移脂质可能再次沉积,病灶复发。

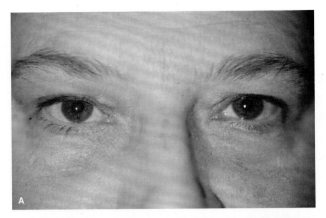

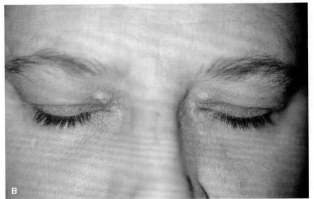

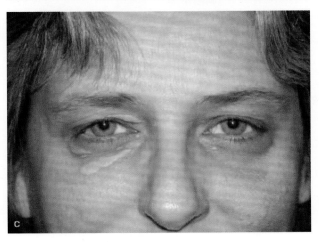

图1-6 **睑黄瘤**。(A,B) 病灶位于上睑的典型区域。病灶体积较小,但随着时间的推移,脂质继续沉积而使病灶逐渐增大。(C)少数情况下,也会发生在下眼相似部位。图中患者下睑睑黄瘤较大且不对称。

汗管瘤

汗管瘤常见于女性下睑，呈多发性生长，发病隐匿。患者常因下睑出现许多"小疙瘩"影响外观而就诊。成功切除大量的病灶而不引起明显的瘢痕或睑外翻是一个很大的挑战。

病因学和流行病学

- 年龄：起病于青春期。
- 性别：多见于女性，可能为家族性。
- 病因：表皮内小汗腺导管腺瘤。

病史

- 病灶位于下睑，发病隐匿。
- 还可见于面部、腋窝、脐、上胸部和外阴部等。

查体

- 病灶大小为1~2mm，与肤色相近或呈黄色，为多发性(图1-7)。
- 病灶常见于下睑，还可见于面部、腋窝、脐、上胸部和外阴部等其他部位。

鉴别诊断

- 一般不需鉴别诊断，少见与之相似的下睑多发性病灶。单发的病灶可能与包涵性囊肿、基底细胞癌或毛发上皮瘤相似。

病理生理学

- 表皮内小汗腺导管的良性腺瘤。
- 病理学显示真皮层内可见许多类似蝌蚪尾巴的逗号状小管。

治疗

- 患者多因病灶影响外观而要求手术治疗。
- 可用电刀或直接手术切除。

预后

- 对于面部数量较多的汗管瘤，切除难度较大。
- 切除后其他部位可能复发。

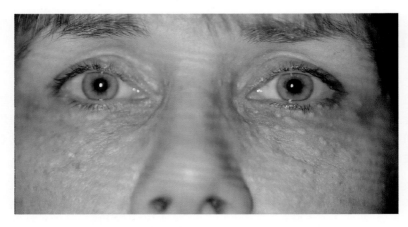

图1-7 **汗管瘤**。下睑典型区域的多发性病灶。有些患者病灶数量较少,也有些患者病灶数量较多,甚至超过图中患者。

顶泌汗腺囊瘤

顶泌汗腺囊瘤是发生在睑缘的常见病变,呈边界清晰的囊样改变,透过皮肤呈蓝色。

病因学和流行病学

- 年龄:成年人。
- 性别:男女均等。
- 病因:睑缘Moll腺的囊肿形成。

病史

- 发现囊肿,缓慢增大。

查体

- 睑缘附近或睑缘的囊性病灶(图1-8)。
- 病灶呈半透明或蓝色,可透光。
- 可能有多发性病灶。

鉴别诊断

- 囊性基底细胞癌。
- 小汗腺囊瘤/汗腺囊腺瘤(小汗腺的潴留性囊肿)。

病理生理学

- Moll腺分泌细胞腺瘤,非潴留性囊肿。

治疗

- 浅表的病灶可进行囊肿开窗减压术,但较深的病灶需要彻底切除囊壁。

预后

- 良好,切除后很少复发。

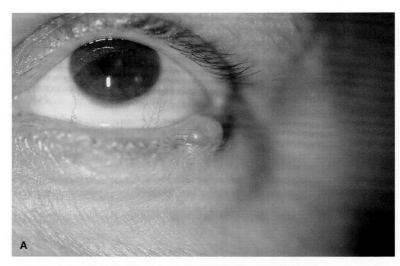

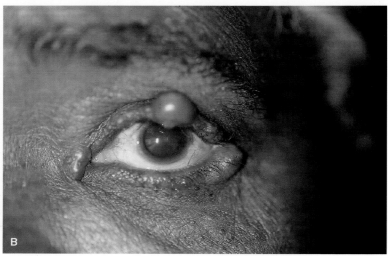

图1-8 顶泌汗腺囊瘤。(A)病变位于下睑,光照可透见囊液。切除时可见囊内清亮液体。(B)多发性病灶。病灶体积常小于图中患者,较难拍照记录。

毛发上皮瘤

　　毛发上皮瘤是起源于未成熟毛囊的良性病变，呈肉色丘疹样。可发生在睑缘，但更常见于面部、头皮、颈部和躯干上部等部位。

病因学和流行病学

- 年龄：初发于青春期。
- 性别：多见于男性。
- 病因：毛发分化过程中的附属器良性肿瘤。

病史

- 眼睑和前额病灶出现在青春期，逐渐增大，数量增多。

查体

- 较小的粉色或肉色丘疹，体积可逐渐增大形成较大病灶(图1–9)。

特殊事项

- 可能与基底细胞癌混淆，尤其当其表现为孤立性肿块时。

鉴别诊断

- 表皮包涵性囊肿。
- 基底细胞癌。
- 汗管瘤。

治疗

- 手术切除，送病理学检查。

预后

- 良好。

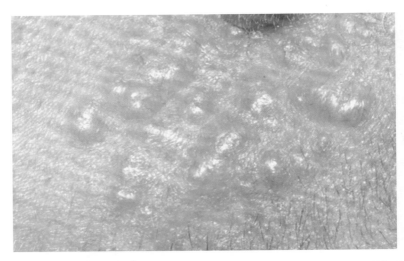

图1-9 **毛发上皮瘤**。粉色或肉色病灶可发生在皮肤或睑缘,体积逐渐增大,易与基底细胞癌混淆。(From Fitzpatrick TB, Johnson RA, Wolff K, et al. *Color Atlas and Synopsis of Clinical Dermatology.* 4th ed. New York, NY: McGraw-Hill; 2001.)

痣（痣细胞痣）

痣细胞痣是较小的（小于1cm）、局限性的获得性色素性病变，由表皮层和真皮层内的黑色素痣细胞构成，少见由更深层组织内的黑色素痣细胞构成。

病因学和流行病学

- 年龄：年幼时出现，青年时期体积达最高峰。病灶会逐渐消退，60岁左右消失。但除外皮内痣，其不会随着年龄的增长而消退。
- 性别：男女均等。
- 病因：聚集在表皮层和真皮层的黑色素痣细胞，少数由皮下组织内的黑色素痣细胞构成。

病史

- 稳定或逐渐消退的色素性病灶。
- 病灶无明显症状。

查体

- 痣可分为以下三类（图1-10）。
  - 交界痣：圆形或椭圆形、扁平或轻微隆起的病灶，直径小于1cm，褐色或棕色，边缘光滑规则。
  - 混合痣：圆形、隆起的圆顶状病灶，表面光滑或乳头瘤状，呈深棕色。

当病灶发展成皮内痣，颜色呈斑点状。常伴病灶处毛发生长。
  - 皮内痣：圆形、隆起的圆顶状结节，呈肉色、褐色或棕色，伴周围毛细血管扩张。不会随着年龄的增长消失，可能会逐渐发展成带蒂病灶。

特殊事项

- 对于20岁以后任何逐渐增大的、有颜色改变的、出现刺激症状的病灶，都需要进行活检以排除恶变可能。

鉴别诊断

- 脂溢性角化病。
- 恶性黑色素瘤。
- 皮肤纤维瘤。
- 基底细胞癌。

实验室检查

- 活检后送病理检查。

治疗

- 观察，如果病灶出现颜色改变、边缘变得不规则、瘙痒、疼痛或出血等症状，都需要进行切除活检和病理检查。

预后

- 恶变可能性较低。

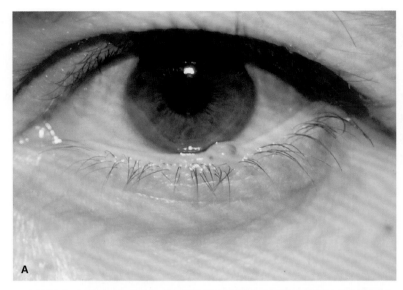

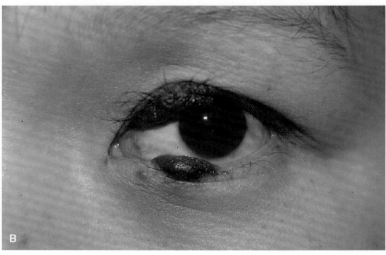

图1-10　痣。(A)下睑可见一较小的无色素痣,伴少量色素斑。睑缘的痣常会与眼球产生摩擦,图中未见明显眼部异常或角膜改变。(B)分裂痣是由于睑裂形成时,痣被一分为二而形成。这种痣颜色较深,说明痣在这种情况下会发生颜色变化。

眼睑血管瘤（樱桃样血管瘤）

眼睑血管瘤是隆起的、红色的良性病变，发生在成年人，可逐渐增大，但大小一般为3~5mm。

病因学和流行病学

- 年龄：成年人。
- 性别：男女均等。
- 病因：未知。

病史

- 常呈自发性生长，在短时期内体积可增大。
- 患者可在身体其他部位有类似的病灶。

查体

- 隆起的、鲜红色、充满血液的病灶，可发生在身体的其他部位（图1-11A）。
- 病灶可为单发或多发。

鉴别诊断

- 化脓性肉芽肿（图1-11B）。
- 黑色素瘤。

实验室检查

- 手术切除后送病理检查。

治疗

- 常因影响美观而切除，较少进行病理检查。

预后

- 良好。

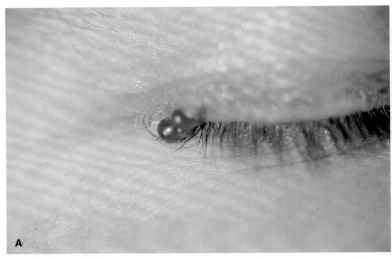

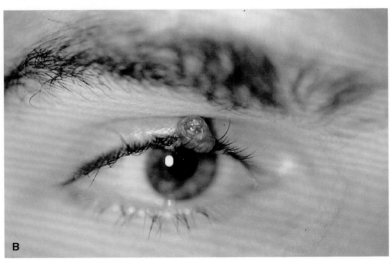

图1-11 **眼睑血管瘤**。(A)鲜红色、充满血液的病灶,可以是轻微隆起,也可能如图所示明显隆起。切除时常见病灶内血液流出,但出血量一般较少。少数情况下出血量可能较多,因此术前需要做好充足准备。**化脓性肉芽肿**。(B)化脓性肉芽肿在外观上与血管瘤相似,但质地较韧,无血液填充,常呈乳头瘤状。

(赵敏 涂惠芳 译 明维 校)

第 2 章

眼睑炎症

睑板腺囊肿

睑板腺囊肿是眼睑的一种局部炎症，是眼睑的常见病变。最常见的病因是睑板腺分泌阻滞。常表现为眼睑红肿、触痛，或分散的、无触痛肿块。

病因学和流行病学

- 年龄：任意年龄。
- 性别：男女均等。
- 病因：睑板腺分泌阻滞引起的眼睑局部炎症。

病史

- 常表现为急性发作的眼睑局部炎症，炎症逐渐消退，但可能转变成慢性囊样病变。
- 也可隐匿起病，仅表现为囊样病变，炎症反应不明显。

查体

- 在急性期，眼睑会有弥漫性炎症和受累区域的疼痛(图2-1A)，指向阻滞的睑板腺。
- 当炎症消退后，可能在睑板上残留硬质肿块，伴或不伴炎症(图2-1B)。

特殊事项

- 慢性、未消退的睑板腺囊肿需要进行活检，排除恶性肿瘤可能。

鉴别诊断

- 皮脂腺癌。
- 鳞状细胞癌。
- 基底细胞癌。

病理生理学

- 睑板腺阻滞导致腺体内的物质释放入睑板和眼睑，引起炎症反应。
- 炎症反应会随着时间逐渐消退，

形成囊样病变。

- 细菌在其中的作用不清。

治疗

- 在炎症期,最初的治疗是热敷,使用激素类、抗生素滴眼液或眼药膏。
- 当病灶转变为囊肿后,可通过结膜切口切除病灶。

- 病灶内局部激素注射可能有效,但激素注射在肤色较深的患者中需要特别注意,因为可能会引起皮肤色素消退。

预后

- 良好。
- 病灶可能有多个,少见耐药。

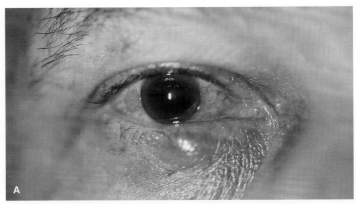

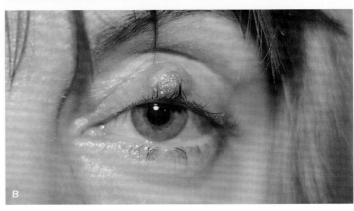

图2-1 睑板腺囊肿。(A)左眼下睑质韧、已成形的病灶,局部仍有炎症反应。常伴随睑结膜炎,引起结膜充血、红肿。多数情况下,结膜反应较轻。**(B)**左眼上睑慢性睑板腺囊肿,引流后会结痂。

睑腺炎

眼睑皮脂腺(Zeis腺)的急性感染，称为外睑腺炎；睑板腺(Meibomian腺)受累时称为内睑腺炎。主要表现为眼睑的红肿、触痛等炎症反应。在临床上，"睑板腺囊肿""睑腺炎""麦粒肿"等表述常相互混淆或错误使用。

同义词：麦粒肿。

病因学和流行病学

- 年龄：任意年龄。
- 性别：男女均等。
- 病因：眼睑Zeis腺或Meibomian腺的急性细菌感染。

病史

- 突然起病的眼睑局部炎症，以眼睑某个腺体为中心。

查体

- 眼睑红肿、触痛，常伴腺体周围局部感染(图2-2)。

鉴别诊断

- 眶隔前蜂窝织炎。
- 眼睑脓肿。

病理生理学

- 眼睑腺体开口阻滞引起的细菌感染。

治疗

- 热敷、局部使用激素或抗生素滴眼液或眼药膏。
- 少数情况下会发展为脓肿，需要切开引流；发展为眼睑蜂窝织炎者，需要全身使用抗生素。

预后

- 良好。

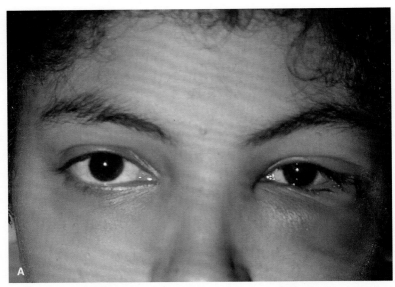

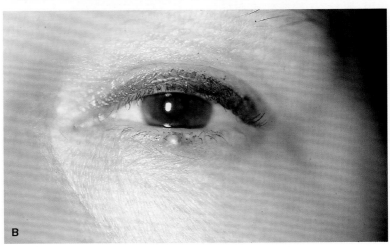

图2-2 睑腺炎。(A)左眼下睑睑板腺开口阻滞引起的急性感染和炎症反应。病变会随着炎症的消退而消失，或发展为睑板腺囊肿。(B)Zeis腺开口阻滞引起的感染和炎症。病灶位于眼睑外侧的睫毛毛囊。睑腺炎治愈后常无并发症，也可能发展为慢性睑腺炎，需要数周时间恢复。

眼睑松弛综合征

眼睑松弛综合征常见于肥胖和睡眠呼吸暂停的患者。眼睑非常松弛、松软,可为原发性,或继发于睡眠时眼睑的慢性摩擦。当患者表现为慢性乳头状结膜炎时,需要将这一疾病考虑在内。

病因学和流行病学

- 年龄:成人。
- 性别:常见于男性。
- 病因:未知。眼睑松弛和正常结构的缺失可能与睡眠时眼睑和枕间的长期机械性摩擦有关,或由于患者眼睑结构的先天异常。

病史

- 患者常表现为双侧的慢性乳头状结膜炎,在睡眠中眼睑自发性外翻。
- 患者可能有眼部慢性刺激、异物感等非特异性症状。
- 睡眠时,患者习惯侧卧的一侧眼睑症状常逐渐加重。

查体

- 眼睑松弛,易外翻(图2-3)。
- 慢性乳头状结膜炎伴角膜炎,常表现为弥漫性浅表性点状角膜炎。
- 睑结膜的典型表现为天鹅绒样改变。
- 患者中肥胖的发生率较高。

特殊事项

- 睡眠呼吸暂停在眼睑松弛综合征患者中的发生率很高。所有患者均需要进行睡眠监测。

鉴别诊断

- 眼睑松弛患者的其他类型结膜炎。

病理生理学

- 发病机制仍需进一步探究,可能与睑板的弹性纤维缺失有关。

治疗

- 睡眠时佩戴眼罩或防护物可减缓疾病进程,但远期效果甚微。
- 手术治疗可纠正横向的眼睑松弛,改善眼部症状。

预后

- 随着时间的延长,眼睑松弛会复发。
- 睑裂横径缩短术可在一段时间内缓解症状。

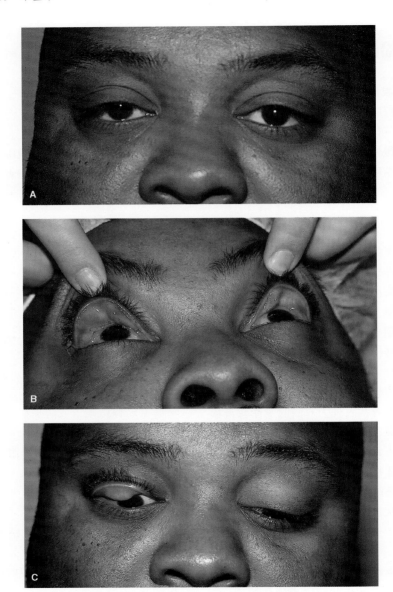

图2-3　眼睑松弛综合征。(A)患者有轻度上睑下垂,主诉眼部慢性刺激症状。双眼结膜无明显红肿,但存在中度浅表性点状角膜炎。**(B)**上睑可轻易外翻,球结膜面红肿,伴弥漫性乳头状改变。**(C)**眼睑松弛明显,上睑外翻后可持续保持外翻状态,甚至在眨眼时也伴上睑外翻。

(赵敏　涂惠芳　译　明维　校)

第3章

眼睑新生物

角化棘皮瘤

角化棘皮瘤是发生在面部的孤立性病灶,外观独特,病灶呈圆顶状,中央有角蛋白填充的火山口状凹陷。生长较快,数周内体积迅速增大,数月后又会自行消退。曾经认为其是一种良性病变,现在被大多数病理学家认为这是一种低度恶性的鳞状细胞癌。

病因学和流行病学

- 年龄:多见于50岁以上的成年人,少见于20岁以下的青少年。
- 性别:男性多发,男女比例约2:1。
- 病因:未知。紫外线辐射和化学致癌物可能是诱因,起源于毛囊皮脂腺。

病史

- 数周内迅速生长。
- 病灶无明显症状,但会导致外观改变。
- 少数病灶有压痛。

查体

- 单发的、圆顶状结节,伴中央角化栓。
- 病灶质韧,呈浅红色或浅棕色(图3-1)。

特殊事项

- 曾经认为其是一种良性病变,但目前文献中仍有一些争议,认为这种病变可能是一种鳞状细胞癌。
- 病变需要被当作低度恶性鳞状细胞癌治疗。

鉴别诊断

- 基底细胞癌。
- 角化过度的光线性角化病。
- 鳞状细胞癌。

实验室检查

- 切除病灶的病理学检查。
- 需要进行术中冰冻切片或Mohs手术切除。

治疗

- 手术切除,送病理学检查。
- 有些病灶会在数月至一年内自行消退。

- 需要进行活检和手术切除以排除鳞状细胞癌,并重建外观,尤其当病灶位于睑缘时。
- 位于睑缘时,经常要从肿物边缘切除并行评估后眼睑重建。

预后

- 良好。
- 取决于病灶的大小,缺损部位的修复重建可能会引起眼睑形态改变。

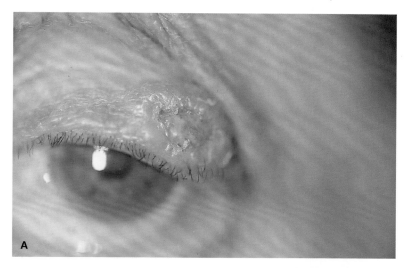

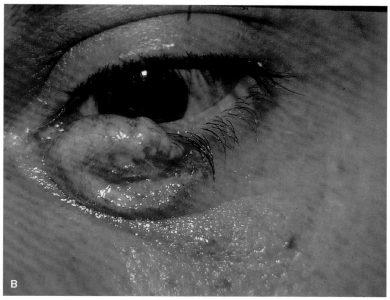

图3-1 **角化棘皮瘤**。(A)左眼上睑肿物,2~3周内出现并迅速生长,切除后无复发。(B)患者40岁,左眼下睑较大肿物。外观上与鳞状细胞癌相似,但是考虑到患者年龄较小,且病灶在4周内迅速生长等病史均提示角化棘皮瘤,手术切除后无复发。

光线性角化病

光线性角化病是一种单发或多发性的病变，常见于长期阳光暴晒的皮肤。表现为干燥、粗糙的鳞状病灶，较稳定，很少自行消失。

同义词：日光性角化病。

病因学和流行病学

- 年龄：多见于40岁以上的成年人，少见于30岁以下人群。
- 性别：多见于男性。
- 病因：肤色白皙的白种人长期暴晒在阳光下，易导致光线性角化病。

病史

- 年轻时长期阳光暴晒。
- 病灶存在持续数月。

查体

- 粗糙的、轻微隆起的、肉色或浅棕色病灶，伴角化过度的鳞屑（图3-2）。

特殊事项

- 据估计，每1000例光线性角化病患者会有1例进展为鳞状细胞癌。

鉴别诊断

- 鳞状细胞癌。
- 盘状红斑。

实验室检查

- 活检后送病理学检查。

病理生理学

- 反复的日光暴晒会使紫外线辐射积聚，破坏角化细胞。

治疗

- 早期和终身使用防晒霜进行防护。
- 切除结节状病灶，送病理学检查。
- 大多数扁平的病灶可以使用液氮冷冻法治疗，或局部涂抹5% 5-氟尿嘧啶乳膏，使用数天至数周。
- 局部使用咪喹莫特乳膏也可作为光线性角化病的治疗方式之一。
- 对于以上三种治疗方式（液氮冷冻、5-氟尿嘧啶和咪喹莫特），在使用时应注意避开眼周，睑缘或邻近睑缘的病灶慎用。

预后

- 部分光线性角化病会自行消失，但多数病变不经治疗会持续数年。
- 在这种病变中，鳞状细胞癌的发病率仍为未知，但有统计显示在每1000例光线性角化病的患者中，有1例会进展为鳞状细胞癌。

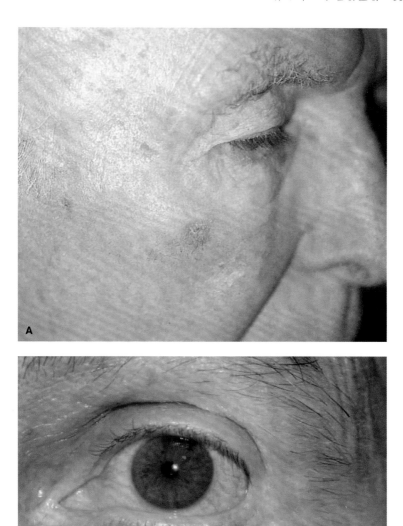

图3-2　**光线性角化病**。(A)面颊和眉部的多发性光线性角化病,伴慢性日光性皮肤损伤。(B)累及下睑的病灶。

恶性雀斑样痣

恶性雀斑样痣是一种扁平的表皮内新生物，是恶性雀斑样痣黑色素瘤的前驱病变。病灶呈明显的棕黑色改变(图3-3)，常被形容为"污点"。

病因学和流行病学

- 年龄：中位年龄为65岁。
- 性别：男女均等。
- 病因：长期阳光暴晒是一个明确病因。

病史

- 由于病变的发生时间不明确，病史常没有明显帮助。

查体

- 扁平的、深棕或黑色的、边界清晰的病灶。
- 常表现为皮肤上的深色"污点"。

特殊事项

- 这是一种癌前病变，由于可能会发展为恶性雀斑样痣黑色素瘤，需要手术切除。

鉴别诊断

- 脂溢性角化病。
- 光线性角化病。
- 恶性黑色素瘤。

实验室检查

- 组织病理学检查。

治疗

- 连同病灶边缘一起切除，送病理学检查。

预后

- 如果在发展成黑色素瘤之前切除，预后较好。

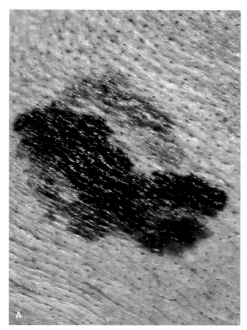

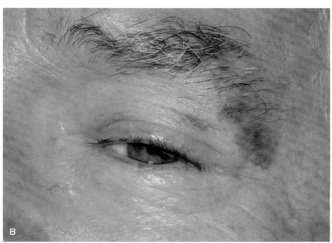

图3-3　恶性雀斑样痣。(A)一个边缘不规则的、较大的斑块,周围伴大小不同的棕色小病灶。(From Fitzpatrick TB, Johnson RA, Wolff K, Suurmond D. *Color Atlas and Synopsis of Clinical Dermatology*. 4th ed. New York, NY: McGraw-Hill;2001.)(B)左侧眉弓下方的复发性恶性雀斑样病变。

基底细胞癌

基底细胞癌是最常见的眼睑恶性肿瘤。有明显的局部侵犯和浸润性，但转移性较小。如果被忽略，可能会侵犯眼眶，尤其是当病变位于内眦区域时。最常见于下睑，可通过手术完全切除。

病因学和流行病学

- 年龄：多见于40岁以上人群，少见于20~40岁的人群。
- 性别：男性多于女性。
- 病因：长期阳光暴晒，以及较难晒黑的浅色皮肤是危险因素。X线治疗痤疮也可能增加发病率。
- 发病率：(500~1000)/100 000。

病史

- 在阳光暴晒地区，患者出现缓慢增大的病灶。
- 病灶可能合并出血。

查体

- 圆形或椭圆形的扁平病灶，中央凹陷。
- 病灶呈粉色或红色，伴线形毛细血管扩张。
- 病灶中央可能发生溃烂。基底细胞癌也可能呈瘢痕样或囊样（图3-4 A~D）。

特殊事项

- 内眦部位的基底细胞癌需要积极治疗，因为病变可能从内眦蔓延至眼眶。
- 基底细胞癌几乎不转移。
- 硬化型基底细胞癌边缘不清，可能复发。
- 基底细胞痣综合征是一种常染色体显性遗传病，患者在年幼时就会出现多处基底细胞病变（图3-4 E和F）。

鉴别诊断

- 鳞状细胞癌。
- 毛发上皮瘤。

实验室检查

- 病理学检查。

治疗

- 完全手术切除，送病理学检查。
- 需要进行术中冰冻切片或Mohs手术切除以确保完全切除病灶。
- 眼睑缺损部位的修复重建可在切除病灶后即刻进行。
- 眼周病灶不能进行放射治疗，除外患者已无法接受手术治疗。
- 如果病灶距离睑缘较远，咪喹莫特乳膏可作为非手术治疗的方式。

预后

- 如果及时并完全切除病灶，预后

良好。
- 被忽略的病灶会侵犯眼眶、脑部，

少数情况下甚至可能致命。

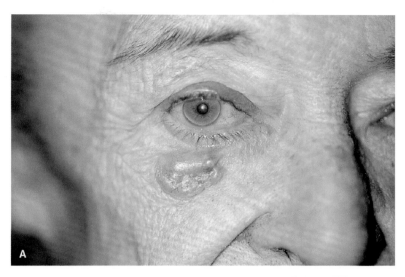

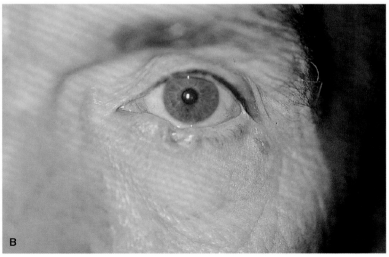

图3-4　**基底细胞癌**。(A)基底细胞癌的典型表现。病灶尚未侵犯睑缘，但如图所示的较大病灶在眼睑修复重建时有一定难度，可能会引起下睑外翻。(B)睑缘的龛样缺损是眼睑肿瘤的一个标志。基底细胞癌可引起眼睑龛样缺损，边缘呈珠样光滑。(待续)

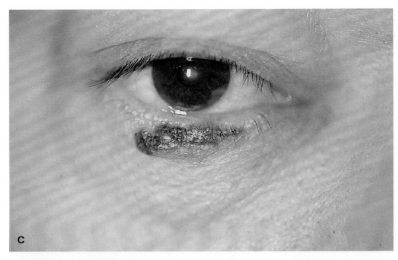

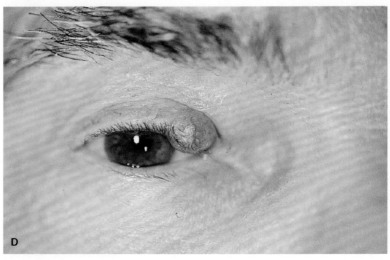

图3-4 (续)**基底细胞癌**。(C)基底细胞癌可能会表现为色素性病灶,尤其是肤色较深的患者。注意病灶下缘的珠样光滑边缘。(D)囊样病灶也可能是基底细胞癌。这种病变较常见的汗腺囊瘤更大,呈浅紫色。这种囊样病灶内含典型的胶状、黏稠、清亮液体。(待续)

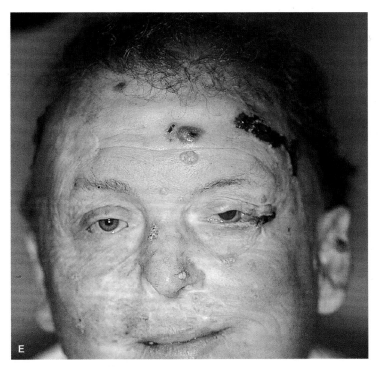

图3-4　(续)**基底细胞癌**。(E)基底细胞痣综合征患者在年幼时出现面部多处基底细胞癌。(F)手掌侧的"小窝"常见于基底细胞痣综合征患者。

鳞状细胞癌

鳞状细胞癌是一种起源于上皮角质细胞的恶性肿瘤，常由接触外源性致癌物（长期紫外线暴露、电离辐射、砷暴露等）引起。眼睑的鳞状细胞癌发病率远低于基底细胞癌，可通过手术切除治疗。

病因学和流行病学

- 年龄：多见于55岁以上人群。
- 性别：男性多于女性。
- 病因：长期阳光暴晒，以及较难晒黑的浅色皮肤是危险因素。X线治疗痤疮也可能增加发病率。
- 发病率：在白种人中，男性为12/100 000，女性为7/100 000；非裔美国人为1/100 000。

病史

- 持续一个月以上仍未消退的角化病灶或斑块，需要考虑潜在肿瘤的可能，尤其是在阳光暴晒地区。

查体

- 有两种形式的病灶：
  - 分化的病灶表面角化，质地坚韧。
  - 未分化病灶呈肉色、肉芽肿性，质地柔软。
- 病灶大小不一。
- 病灶可能结痂，伴出血或表面光滑（图3-5）。

鉴别诊断

- 光线性角化病。
- 基底细胞癌。
- 角化棘皮瘤。

实验室检查

- 病理学检查。

治疗

- 完全手术切除，注意控制肿瘤切缘。
- 术中冰冻切片和Mohs手术切除都是合适的选择。
- 如果病灶距离睑缘较远，咪喹莫特乳膏可作为非手术治疗方式。

预后

- 如果及时并完全切除病灶，预后良好。
- 鳞状细胞癌很少通过淋巴细胞、血管或神经转移。

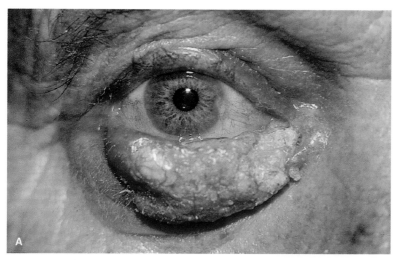

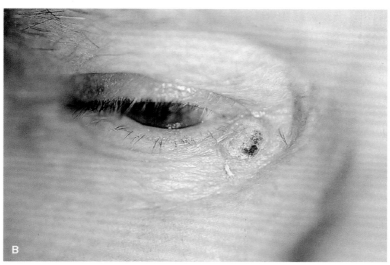

图3-5　**鳞状细胞癌**。(A)这是一例被忽略的、较大体积的鳞状细胞癌,目前已浸润至整个下睑。注意病灶表面的结痂,这是鳞状细胞癌的常见表现,而基底细胞癌少见。(B)右眼下睑的较小病灶,表面结痂,伴中央不规则的腐蚀区域。

皮脂腺癌

皮脂腺癌是一种高度恶性的、可能致命的肿瘤，起源于眼睑皮脂腺。早期，病变较难辨别；当病灶长大后，难以控制，可出现卫星灶。早期诊断和积极手术切除是成功治疗的关键。

病因学和流行病学

- 年龄：多见于50岁以上人群。
- 性别：女性多于男性。
- 病因：起源于睑板腺、Zeis腺，或泪阜、眉部或面部皮肤的皮脂腺。

病史

- 起初多表现为慢性睑缘炎或持续不消退的睑板腺囊肿。
- 患者可能表现为数月或数年的慢性眼部红肿、刺激性症状。

查体

- 有多种可能的临床表现：
  - 结节状病灶会引起睑板腺囊肿。
  - 单侧的慢性睑缘炎。
  - 结膜表面的细胞膜。
  - 睑缘的破坏性或溃疡性病灶（图3-6）。
  - 上睑的发病率是下睑的两倍。

特殊事项

- 病灶伪装性较强。延迟诊断使病灶持续恶化，严重影响肿瘤预后。

鉴别诊断

- 基底细胞癌。
- 鳞状细胞癌。
- 慢性睑缘炎。
- 慢性睑板腺囊肿。

病理学

- 如果高度怀疑是皮脂腺癌，应与病理科医生及时沟通。
- 过去曾用特殊染色来确认胞质内脂质的存在。现在免疫组织化学染色被用来明确诊断。
- 如果不进行特殊染色，可能会漏诊。

治疗

- 该病的诊断是最大的挑战。
- 任何可疑部位病灶的活检是关键。
- 一旦确诊，需要进行广泛手术切除和肿瘤切缘病理学控制。
- 由于可能存在卫星灶，术后需要严密随访观察，预防复发。

预后

- 这是一种潜在的致命性肿瘤，需要积极治疗。

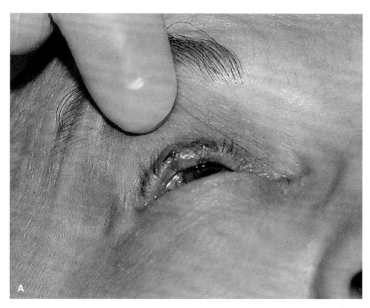

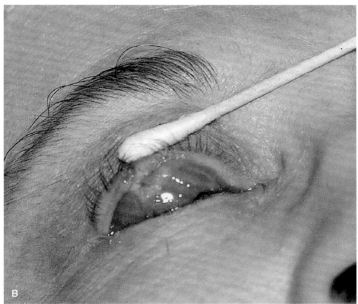

图3-6　**皮脂腺癌**。(A)右眼上睑红肿,伴龛样缺损。(B)眼睑外翻时可见病灶已侵犯至睑结膜。(待续)

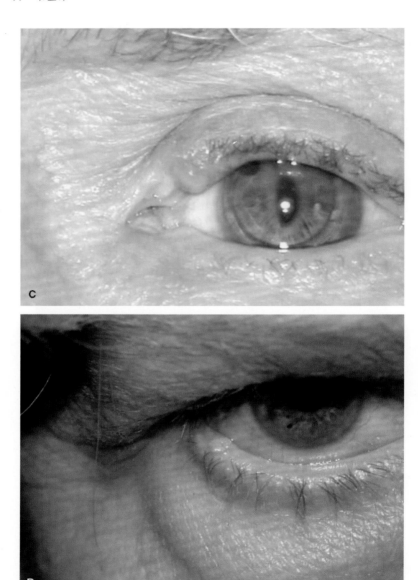

图3-6 （续）**皮脂腺癌**。(C)右眼上睑病灶呈淡黄色。(D)外侧缘的小病变是皮脂腺癌的另一种表现形式。

恶性黑色素瘤

恶性黑色素瘤是一种少见的眼睑恶性肿瘤，恶性程度高。发病原因可能与儿童时期的长期阳光暴晒有关。尽管积极手术治疗，该病仍可能致命。

病因学和流行病学

- 年龄：多见于30岁以上人群。
- 性别：男女均等。
- 病因：阳光暴晒和基因易感性。

病史

- 色素沉积的病灶出现近期迅速生长或外观改变。

查体

- 色素沉积的病灶伴不规则色素沉着，边缘不规则，或仅表现为体积增大（图3-7）。
- 病灶可能发生溃烂和出血。

鉴别诊断

- 痣。
- 色素性基底细胞癌。

实验室检查

- 手术切除，送病理学检查。

治疗

- 完全手术切除，并注意控制手术切缘。
- 冰冻切片对黑色素瘤切缘控制的治疗价值有限。
- 病灶越深，手术切除范围越大。
- 常需要进行前哨淋巴结活检。
- 恶性黑色素瘤的手术切除应尽量在治疗经验丰富的医疗机构进行，并由专业的团队进行。

预后

- 取决于肿瘤的深度。
- 5年生存率为53%~97%，取决于肿瘤侵袭的深度（表3-1）。

表3-1 肿瘤深度与生存率

深度（mm）	5年生存率（%）
<1.00	92~97
1.01~2.00	81~92
2.01~4.00	70~81
>4.00	53~70

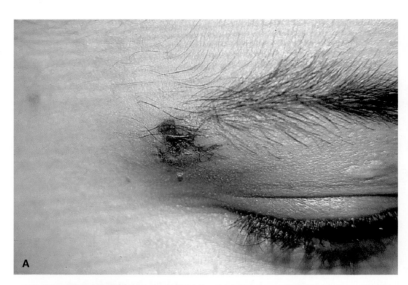

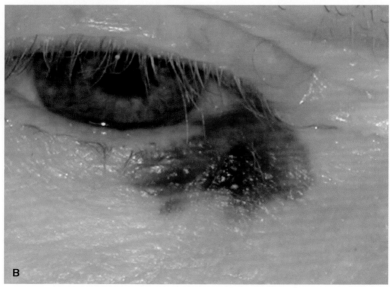

图3-7 恶性黑色素瘤。(A)右眼眉弓处病灶,数月内迅速生长。病灶表现为或浅或深的不规则色素沉着。(B)下睑恶性黑色素瘤。

卡波西肉瘤

卡波西肉瘤是一种血管性肿瘤，可累及多个系统。在眼睑较少见，一旦发生常合并免疫缺陷性疾病，常见于艾滋病。

病因学和流行病学

- 年龄：任何年龄。
- 性别：多见于男性。
- 病因：血管性肿瘤，在美国多合并免疫缺陷性疾病。

病史

- 可能出现病灶迅速生长。
- 尽管一些其他形式的免疫缺陷性疾病患者也可能出现这种病灶，但大多数患者为人类免疫缺陷病毒（HIV）阳性。

查体

- 隆起的红色或紫色病灶（图3-8）。

鉴别诊断

- 化脓性肉芽肿。
- 睑板腺囊肿。
- 血管瘤。
- 黑色素细胞痣。

实验室检查

- 活检后送病理学检查。
- 免疫功能检查。

治疗

- 手术切除，送病理学检查。
- 冷冻疗法或病灶内注射化学治疗药物可以局部控制病灶生长。
- 对于一些较大的病灶，可以进行放射治疗。

预后

- 合并艾滋病的患者存活率较低，常死于艾滋病病情恶化。
- 原发性卡波西肉瘤患者的存活时间较长。

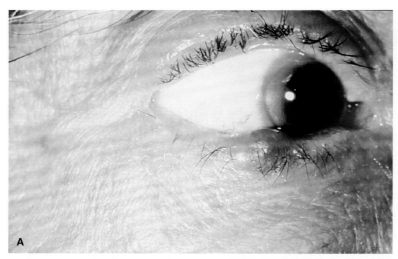

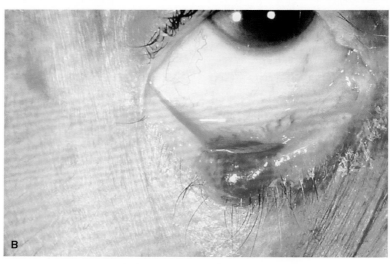

图3-8　**卡波西肉瘤**。艾滋病患者下睑的病灶。

（焦峰　凃惠芳　译　　明维　校）

第 4 章

眼睑外伤

睑缘裂伤

睑缘裂伤是眼睑区域最常见的外伤，常合并其他眼部损伤。裂伤的严重程度不同。及时仔细缝合伤口是最佳治疗方式。

病因学和流行病学

- 年龄：任何年龄。多发生于20~50岁人群。
- 性别：多见于男性。
- 病因：常见钝挫伤(如拳头击打)、割伤(如玻璃、刀)，或犬咬伤。

病史

- 各种原因的外伤史会引起不同程度的损伤。
- 明确外伤原因很重要，以判断是否有异物残留。
- 了解创伤的力度有助于判断是否

合并眼眶或眼球损伤。

查体

- 受伤后首先需要评估眼眶和眼球的情况。
- 评估眼睑外伤的严重程度，确保没有累及泪道(图4-1)。
- 如果怀疑有其他眼部损伤或异物残留，需要进行CT扫描。

特殊事项

- 犬咬伤(猫或人咬伤)的创面需要进行大量冲洗，并积极预防创面感染。
- 动物咬伤时需要预防性注射狂犬病疫苗。
- 需要预防性注射破伤风疫苗。

治疗

- 受伤后24~48小时内仔细缝合伤口。
- 手术可以在诊室或急诊室进行，

如果是复杂外伤或患者为儿童，需要
在全身麻醉下进行手术缝合。

预后

- 良好。伤口越复杂，瘢痕形成的
可能性越大，可能需要二期手术修复。

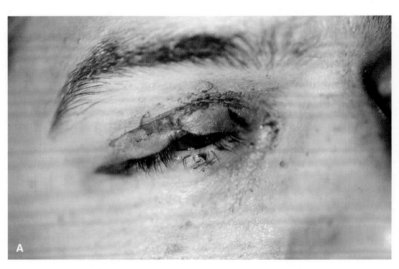

图4-1　睑缘裂伤。(A)雨伞钩伤引起的右眼上睑中央撕裂伤。单独的睑缘裂伤，如果不
累及泪小管，常因物体直接割伤眼睑引起。由于眼睑内侧是眼睑最薄弱的区域，该部位
的撕裂伤更易引起泪小管断裂，常见于撕扯或抓伤。(待续)

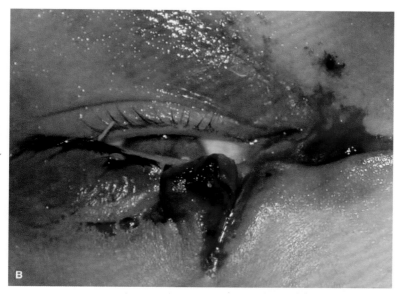

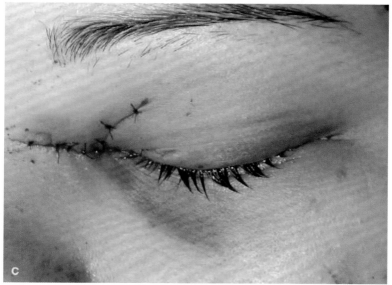

图4-1　(续)**睑缘裂伤**。(B,C)复杂的上睑裂伤后续的修复,有趣的是,这并没有损伤泪道。

泪小管断裂

眼睑内侧是眼睑最薄弱的区域，因此，任何眼睑的水平牵拉都可能引起眼睑内侧和泪小管损伤。眼睑外伤后需要对内眦部位进行仔细探查，判断是否有泪小管损伤或内眦处撕裂伤。硅胶管留置是治疗泪小管断裂的常用方法。

病因学和流行病学

- 年龄：任何年龄。多发生于20~50岁人群。
- 性别：多见于男性。
- 病因：常见撕裂伤，由于眼睑内侧是眼睑最薄弱的区域，因此更易受累。

病史

- 各种原因的外伤史，如钝挫伤、犬咬伤，少见锐器伤。

查体

- 受伤后需要评估眼眶和眼球的情况。

- 内眦至泪小点之间的任何割伤都需要排除泪小管断裂。
- 如果怀疑泪小管断裂，需要进行泪道探查(图4-2)。

特殊事项

- 内眦至泪小点之间的撕裂伤越深，越难找到泪小管的远处断端。

治疗

- 手术行泪小管断端吻合术和泪道插管术。
- 泪小管远处断端的定位存在一定难度，常需要使用放大镜或手术显微镜。
- 根据损伤的严重程度和患者的配合度，在手术室进行局部麻醉或全身麻醉下操作。
- 根据损伤的严重程度和医生的判断，泪道置管可留置6周至6个月。

预后

- 良好。即使术后引起瘢痕性泪小管阻塞，由于另一泪小管仍可正常工作，患者常可较好耐受。

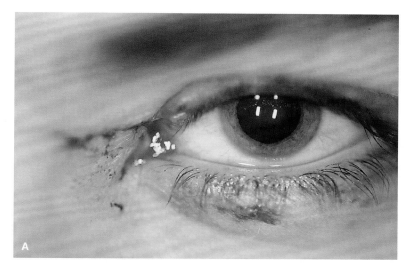

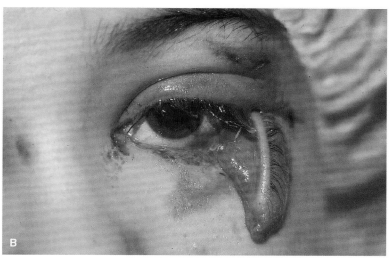

图4-2 **泪小管断裂**。(A)内眦至泪小点之间的任何割伤或撕裂伤,无论看上去多么浅表,都需要进行泪小管探查。图中的撕裂伤同时累及了上泪小管和下泪小管。(B)撕裂的眼睑内侧断端可见泪小点和断裂的泪小管,该患者的下睑几乎被完全撕脱。

犬咬伤

犬咬伤的伤口严重程度不一,但通常不会累及眼球。及时手术缝合,并大量冲洗常可获得较好的预后,但仍取决于伤口的严重程度。

病因学和流行病学

- 年龄:最常见于儿童,少见于成人。
- 性别:男女均等。
- 病因:在儿童,犬类可能试图咬儿童的鼻部以显示其主导地位,这种行为常发生在犬类之间,而不是一种攻击的表现。眼睑撕裂伤正是由犬齿撕拉内侧眼睑引起,而不是真正意义的撕咬。

病史

- 一般情况下儿童与犬熟知,犬类仅表现为单纯的撕咬,而不是恶意的攻击。

查体

- 受伤后需要评估眼眶和眼球的情况。

- 常表现为眼睑多处的单纯撕裂伤。
- 可能存在泪小点损伤或较大面积、较深的伤口(图4-3)。

特殊事项

- 被犬咬伤后必须上报健康管理部门,观察随访,以确保犬类已接种狂犬病疫苗。
- 需要预防性注射破伤风疫苗。

治疗

- 眼睑撕裂伤需要按照之前所述的方式治疗。
- 由于动物和人类口腔中细菌较多,咬伤后感染的概率较高。
- 大量冲洗伤口有助于降低感染概率。
- 尽管全身使用广谱抗生素尚未被证实可降低感染概率,但仍应考虑使用。

预后

- 良好。伤口越严重,术后眼睑畸形的风险越高。

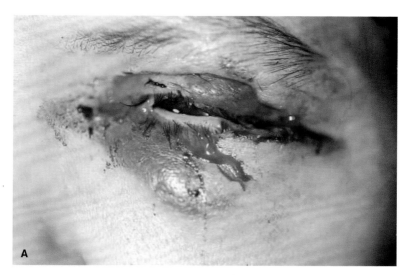

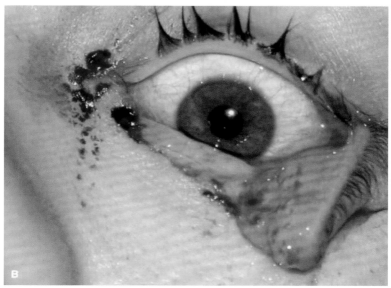

图4-3　犬咬伤所致眼睑撕裂伤。(A) 被犬撕裂的眼睑。犬咬伤常表现为单纯的撕咬,但咬伤的严重程度不同。眼睑裂伤常由犬齿撕咬牵拉眼睑引起。图中可见右眼内眦和外眦均被撕裂,伴多处穿通伤。(B) 此图中的犬咬伤所致撕裂伤仅限于眼睑。

眼睑烧伤

眼睑烧伤常合并面部其他部位或身体的大面积烧伤，也可见单纯眼部的电烧伤或化学灼伤。所有烧伤创面的皮肤组织在伤后数天至数周内会表现为坏死。由于烧伤部位的血供较差，修复重建存在很大的难度。

病因学和流行病学

- 年龄：任意年龄。
- 性别：多见于男性。
- 病因：眼睑烧伤常合并面部其他部位或身体的大面积烧伤。

病史

- 常合并面部其他部位或身体的大面积烧伤，也可见单纯眼部的电烧伤或化学灼伤。

查体

- 眼睑烧伤的严重程度和深度不同。
- 需要使用眼部润滑剂来保护角膜。
- 随着时间的延长，眼睑瘢痕形成会引起眼睑闭合不全和暴露性角膜病变(图4-4)。

治疗

- 抗生素眼膏和大量角膜润滑剂。
- 全身使用抗生素是综合治疗的一部分。
- 当烧伤创面愈合后，眼睑瘢痕成为主要问题，需要皮肤移植。

预后

- 取决于烧伤的严重程度。
- 严重烧伤可能需要多次手术和皮肤移植以保护角膜。

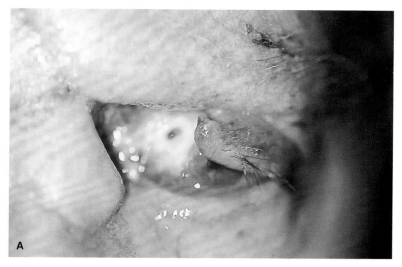

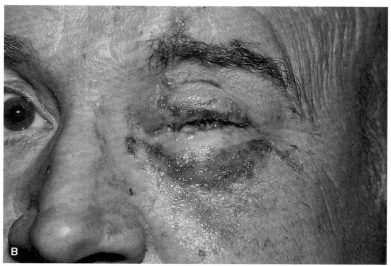

图4-4　**眼睑烧伤**。(A)上睑的电烧伤伴皮肤坏死,伴下方巩膜坏死。电烧伤的组织坏死在数周内才会逐渐表现出来。(B)熔铅溅到眼睑皮肤,并溅入眼内。热灼伤的破坏程度很快就会显现。注意图中左眼下睑由于灼伤引起的局部缺血。随着时间的延长出现了局部坏死和睑缘缺损。

(焦峰 涂惠芳 译　明维 校)

第 **5** 章

眼睑位置异常

眼睑内翻

急性痉挛性睑内翻

急性痉挛性睑内翻是由于眼睑肿胀合并眼轮匝肌痉挛引起的眼睑暂时性内翻。眼睑内翻会引起角膜刺激症状,使眼睑痉挛加重,又会进一步刺激角膜,如此循环往复,症状不断加重,因此,只有打破这一恶性循环才能使眼睑恢复正常。有些患者还存在眼睑的退行性改变(眼睑松弛),可能会导致眼睑内翻复发。

病因学和流行病学

- 年龄:多见于老年人。
- 性别:男女均等。
- 病因:眼部刺激或炎症引起持续性被动眨眼和眼睑闭合,使已存在眼睑退行性改变的患者易于发生下睑

内翻(见"退行性睑内翻")。

病史

- 近期眼部手术病史或眼部刺激症状。

查体

- 下睑内翻(图5-1)合并眼睑退行性改变,如水平松弛、眼轮匝肌前移。
- 此外,存在独立的眼部刺激因素。
- 这一刺激因素可以是角膜炎、异物、缝线,或只是术后炎症反应。

鉴别诊断

- 退行性睑内翻。
- 瘢痕性睑内翻。

病理生理学

- 眼睑的退行性改变使闭合眼睑作用的眼轮匝肌向前滑动至睑板前,前移的眼轮匝肌收缩使睑缘内翻。

治疗

- 治疗潜在眼部刺激或炎症反应在部分患者中有效。
- 治疗眼部刺激症状，稳定眼睑状态，减少对眼睑的影响。
- 稳定眼睑状态包括使用Quickert缝线或胶带固定眼睑位置。

- 有些患者会逐渐好转，有些患者会进展成退行性睑内翻，需要进一步手术治疗。

预后

- 良好。眼睑有明显退行性改变的患者易复发，且可能发展成退行性睑内翻。

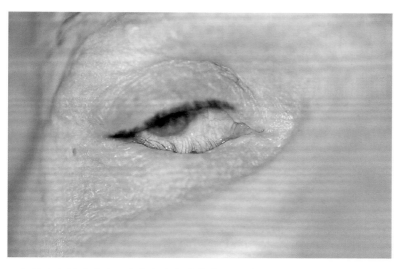

图5-1　**急性痉挛性睑内翻**。患者存在角膜擦伤，继发角膜刺激症状和反复眨眼，引起眼睑内翻。

退行性睑内翻

水平和垂直方向的眼睑松弛使下睑稳定性减弱。此外，患者眼轮匝肌骑跨或向前滑动至睑板前也会引起眼睑内翻。常表现为睑缘红肿、易激惹、睫毛与眼球接触。

病因学和流行病学

- 年龄：多见于老年人。
- 性别：男女均等。
- 病因：眼睑水平松弛，眼轮匝肌骑跨或前移至睑板前，引起眼睑内翻。

病史

- 急性发生的眼部刺激症状，起初为间歇性发作，逐渐发展为持续性。

查体

- 下睑内翻伴角膜下方的浅层点状角膜炎（SPK），或角膜擦伤（图5-2）。
- 眼睑内翻常合并眼睑水平松弛。
- 眼睑内翻时可发现眼轮匝肌骑跨或前移至睑板前。

- 眼睑内翻可表现为间歇性，而非持续存在。
- 使用眼部表面麻醉滴眼液后，嘱患者用力闭眼，并向下看，可引出眼睑内翻。

鉴别诊断

- 瘢痕性睑内翻。
- 急性痉挛性睑内翻。

病理生理学

- 眼睑组织老化引起眼睑松弛和支撑结构的牵拉。

治疗

- 手术矫正引起眼睑内翻的因素，常用多种方式水平缩短眼睑，使眼睑缩肌收紧。

预后

- 良好。在5~10年内有5%~10%的复发概率。

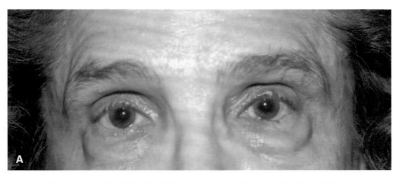

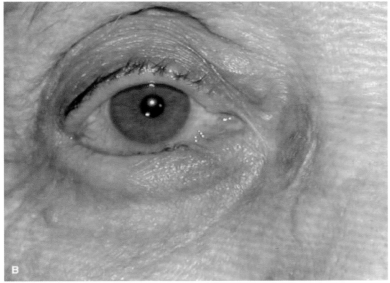

图5-2　**退行性睑内翻**。(A)左眼下睑内翻伴眼部退行性改变,可见左侧眼轮匝肌缩卷,使睑缘内向翻转。(B)单侧睑内翻。

瘢痕性睑内翻

瘢痕性睑内翻常由结膜瘢痕牵拉眼睑向内翻转引起。一般采用手术治疗，但应首先明确结膜瘢痕的原因，否则容易复发。上睑和下睑均可发生。

病因学和流行病学

- 年龄：任意年龄。
- 性别：男女均等。
- 病因：结膜表面瘢痕组织使后层睑板缩短，牵拉眼睑向内翻转。
- 致病因素包括：
  - 手术。
  - 引起结膜瘢痕的疾病（如眼部瘢痕性类天疱疮、Stevens-Johnson综合征、沙眼）。
  - 外伤。
  - 结膜灼伤（如化学性灼伤）。
  - 抗青光眼滴眼液。

病史

- 数月至数年的轻度慢性炎症刺激会引起眼睑内翻，并进一步加重眼部刺激症状。
- 外伤或手术也可引起眼睑内翻，伴眼部刺激。

查体

- 仔细探查结膜是否存在瘢痕，寻找引起眼睑内翻的原因。
- 检查对侧眼睑，判断眼睑内翻是单独发生的，还是同时累及双眼，可有助于判断病因（图5-3）。

特殊事项

- 治疗前必须明确结膜瘢痕的病因。
- 任何进展性疾病都需要得到控制并稳定后，才可进行眼睑手术。

鉴别诊断

- 急性痉挛性睑内翻。
- 退行性睑内翻。

实验室检查

- 如果怀疑眼部瘢痕性类天疱疮，需进行结膜活检，并送免疫荧光检测。

治疗

- 明确结膜瘢痕的病因。
- 任何活动期疾病需进入静止期。
- 手术矫正眼睑内翻，采用翻转睑缘或者颊黏膜移植的治疗方法。

预后

- 多变，取决于发病原因。
- 继发于外伤或手术的眼睑内翻一般预后良好。
- 进展性疾病，如眼部瘢痕性类天疱疮，睑内翻术后更容易复发。

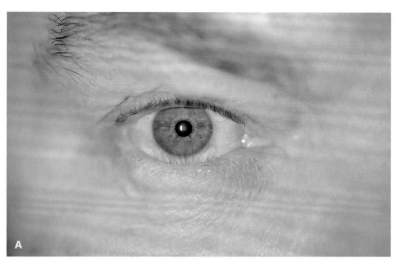

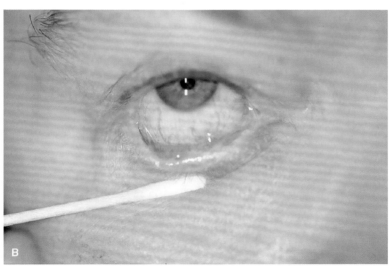

图5-3　**瘢痕性睑内翻**。从外观上看,(A)瘢痕性睑内翻和退行性睑内翻很难鉴别,需要将眼睑翻开。(B)可见结膜瘢痕牵拉眼睑向内翻转。

眼睑外翻

退行性睑外翻

退行性睑外翻和退行性睑内翻相同,都有眼睑的退行性改变(如水平松弛、垂直稳定性减弱)。这些患者无眼轮匝肌肥厚或痉挛而骑跨或前移至睑板前,因此表现为眼睑向外垂落,而非牵拉向内。症状相对较轻,没有退行性睑内翻严重。许多患者存在轻度退行性睑外翻,可能无明显症状。

病因学和流行病学

- 年龄:发病率随着年龄的增长而增加。
- 性别:男女均等。
- 病因:眼睑组织的松弛,尤其是水平松弛。

病史

- 隐匿起病的眼部刺激症状和(或)流泪。
- 患者会出现睑缘红肿和炎症反应。

查体

- 眼睑外下方垂落,离开眼球表面(图5-4)。
- 需要评估眼睑水平松弛、角膜暴露和泪小点狭窄的程度。

特殊事项

- 睑板外翻是眼睑完全向外翻转,提示存在下睑缩肌的离断。
- 这种情况需要仔细识别,因手术中需要同时进行眼睑水平收紧和缩肌的再附着。

鉴别诊断

- 瘢痕性睑外翻。
- 麻痹性睑外翻。

治疗

- 轻度眼睑外翻伴轻度角膜暴露的症状,常用眼部润滑剂治疗。
- 眼睑手术治疗包括水平眼睑缩短,必要时行泪小点成形术。

预后

- 良好。术后复发率为5%~10%,随访时间越长,手术时眼睑外翻程度越重,复发率越高。

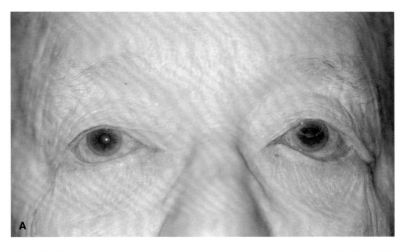

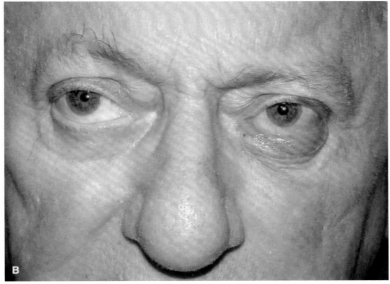

图5-4　退行性睑外翻。(A)双眼眼睑外翻伴明显的眼睑松弛。由于双眼长期暴露在外引起球结膜红肿。(B)整个眼睑朝外翻转,通常被称为睑板外翻。

麻痹性睑外翻

麻痹性睑外翻是由第七对脑神经（面神经）暂时性或永久性麻痹引起。下睑垂落离开眼球，失去对眼球的保护作用，并破坏对泪液的收集功能。如果麻痹症状较轻，且眼部其他保护机制完整，患者仅会表现为流泪。如果麻痹症状较重，且眼部其他保护机制较差，可能会影响角膜。

病因学和流行病学

- 年龄：任何年龄。
- 性别：男女均等。
- 病因：引起面瘫的原因有以下几种情况。
  - Bell麻痹。
  - 手术：颅内或面部。
  - 脑卒中。
  - 肿瘤。

病史

- 既往有面瘫发作史。
- 根据面瘫的严重程度，眼睑外翻可能会与面瘫同时出现，也可能逐渐出现眼睑外翻。
- 疾病的严重程度取决于麻痹的严重程度、角膜感觉和眼部润滑情况。

查体

- 下睑垂落，睑球分离（图5-5）。

- 需要评估面瘫的严重程度，以及眼睑外翻、角膜暴露、眼睑闭合不全和Bell现象的情况。

特殊事项

- 必须检查角膜感觉，因为角膜感觉的缺失会加重角膜暴露的症状。
- 任何不明原因的面瘫都需要积极处理。

鉴别诊断

- 需要鉴别Bell麻痹与其他无缓解的面瘫。

治疗

- 治疗方式取决于对麻痹恢复情况的预期。
- 如果预期麻痹症状可自行缓解，可使用眼部润滑剂；如果角膜问题较严重，可行暂时性的睑缘缝合术。
- 如果使用眼部润滑剂仍不能改善角膜问题，且麻痹症状恢复时间较长，则需要行眼睑水平收紧手术治疗麻痹性睑外翻。
- 可以在上睑植入金片增加上睑重量以减小睑裂高度，少数情况下需要行永久性睑缘缝合术。

预后

- 多变。如果麻痹症状是永久性的，随着时间的延长，眼睑外翻容易复发。

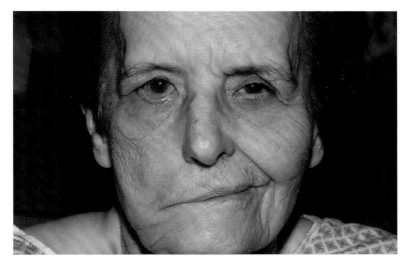

图5-5 **麻痹性睑外翻**。面瘫引起的右眼下睑外翻。

瘢痕性睑外翻

瘢痕性睑外翻是由于前层眼睑的机械性缩短，牵拉眼睑向下、向外翻转，引起溢泪和角膜暴露。多见于下睑，但也可发生在上睑。

病因学和流行病学

- 年龄：任何年龄均可发病。
- 性别：多见于男性，与男性外伤发生率较高有关。
- 病因：前层眼睑组织瘢痕的牵拉使眼睑向外翻转，主要病因包括以下几种。
  - 外伤。
  - 手术。
  - 皮炎。
  - 皮肤肿瘤。

病史

- 可能有特殊的病史，如外伤或手术等。
- 如果瘢痕是由慢性皮肤病变引起，则可能是患者已经诊断的皮肤疾病，也可能是先前未被诊断的皮肤疾病。

查体

- 可见上睑或下睑（更常见）的瘢痕形成或皮肤改变。
- 瘢痕使眼睑皮肤缩短，睑缘向外翻转（图5-6A）。

特殊事项

- 皮肤癌可能是引起瘢痕的病因之一。如果无法明确病因，需要进行活检。

鉴别诊断

- 鉴别退行性睑外翻和瘢痕性睑外翻很重要。

治疗

- 治疗任何潜在的皮肤病变很重要。
- 在外伤或术后的患者中，眼睑瘢痕要观察至少6个月，除非出现需要早期治疗的角膜暴露或其他症状。
- 治疗方式包括深部瘢痕组织的松解和横向皮肤收紧。
- 如果皮肤缩短很严重，需要进行全层皮肤移植。
- 皮肤移植后可能会引起瘢痕，并且移植部位会有外观上的改变（图5-6B）。

预后

- 外伤或手术引起的睑外翻治疗后预后良好。
- 慢性皮肤病变引起的睑外翻容易复发。

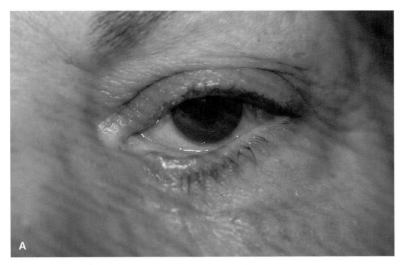

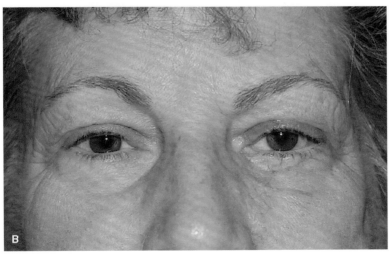

图5-6 瘢痕性睑外翻。(A)左眼下睑外伤后导致皮肤瘢痕和垂直方向的皮肤缩短,伴眼睑内部瘢痕。(B)皮肤移植修复术后。

机械性睑外翻

机械性睑外翻较少见，由肿物将眼睑向外推移引起，常伴有眼睑退行性改变，使眼睑在外力作用下易被向外推移。

病因学和流行病学

- 年龄：多见于老年人。
- 性别：男女均等。
- 病因：重力将眼睑向下牵拉，或肿物将眼睑向外推移，引起肿物的原因包括以下几种。
  - 皮肤松垂（眼袋）。
  - 水肿。
  - 睑板腺囊肿。
  - 眼睑肿瘤（如血管瘤、包涵性囊肿）。

病史

- 患者可能无明显症状，也可能有角膜刺激症状或眼睑红肿。

查体

- 需要判断眼睑退行性改变的程度，以及引起眼睑异位的肿物原因。
- 需要注意角膜暴露和角膜瘢痕程度（图5-7）。

鉴别诊断

- 退行性睑外翻。
- 瘢痕性睑外翻。
- 麻痹性睑外翻。

治疗

- 手术切除肿物，矫正眼睑的退行性改变。

预后

- 肿物切除后，预后良好。

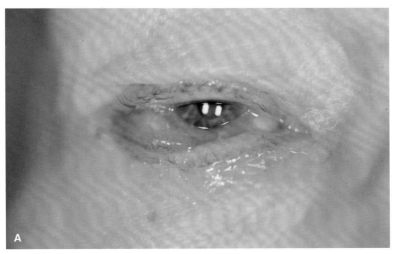

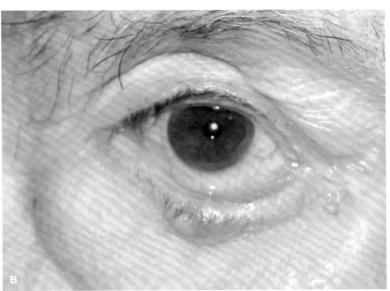

图5-7　机械性睑外翻。(A)炎症反应引起的球结膜水肿将下睑机械性地向外推移,常伴有眼睑退行性改变,使眼睑易于被向外推移。球结膜水肿消退后,眼睑位置将恢复正常。(B)睑板腺囊肿引起的机械性睑外翻,睑板腺囊肿治愈后,仍残留眼睑外翻。

睑球粘连

睑球粘连由球结膜和睑结膜之间的瘢痕引起,常伴有急性炎症反应,也可无炎症迹象。

病因学和流行病学

- 年龄:任何年龄。
- 性别:多见于女性。
- 病因:以下因素可导致球结膜和睑结膜表面的瘢痕。
  - 慢性睑缘炎。
  - 既往外伤史。
  - 结膜瘢痕性疾病(如眼部瘢痕性类天疱疮、Stevens-Johnson综合征)。
  - 过敏性疾病。
  - 眼睑手术。
  - 结膜灼伤。
  - 慢性青光眼滴眼液,尤其是缩瞳剂。

病史

- 患者可能无明确的病史,仅在体检时发现有无症状的睑球粘连。
- 有眼部外伤史或炎症的患者也可能发生睑球粘连。

查体

- 结膜表面的瘢痕可能很轻微,伴轻度下穹隆缩短,也可表现为眼球和眼睑之间明显的条带状粘连(图5-8)。
- 需要检查上睑的结膜瘢痕,因为某些早期改变在这个部位会比较明显。

特殊事项

- 明确睑球粘连的病因很重要。
- 如果没有明显症状,睑球粘连不需要治疗,但需要寻找引起结膜瘢痕的原因。
- 排除进展性的结膜瘢痕性疾病(如眼部瘢痕性类天疱疮)至关重要。

鉴别诊断

- 鉴别诊断的要点在于睑球粘连的病因,而非是否存在睑球粘连。

实验室检查

- 不明原因的结膜瘢痕需要进行结膜活检,并做免疫荧光检测以排除眼部瘢痕性类天疱疮。
- 少数病例中,鳞状细胞癌可能会引起睑球粘连,因此必要时需要进行病理学检查。

治疗

- 轻度睑球粘连无须治疗。
- 监测病情进展很重要。
- 严重的睑球粘连可能会引起倒睫和瘢痕性睑内翻,需要手术治疗。

预后

- 多变,取决于睑球粘连的病因。

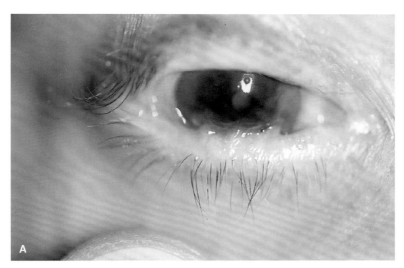

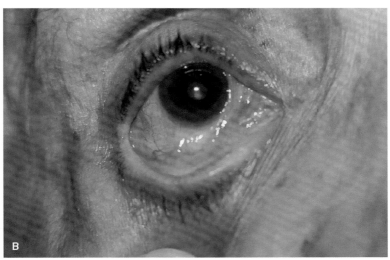

图5-8 **睑球粘连**。(A)可见瘢痕位于眼睑和角膜下方之间。(B)早期的睑球粘连可能仅表现为穹隆部的缩短。

倒睫

倒睫是一种获得性的睫毛方向异常，可以是局部的，如眼睑裂伤愈合后的部位。累及眼睑瘢痕部位，甚至全部睑缘。

病因学和流行病学

- 年龄：任何年龄。非外伤性原因在儿童较少见，随着年龄的增长越来越常见。
- 性别：多见于女性。
- 病因：眼睑瘢痕使睫毛毛囊变形，睫毛生长方向改变。慢性眼睑炎症也可能引起睫毛生长方向的异常。慢性睑缘炎、眼睑外伤和结膜瘢痕性疾病都可能引起倒睫。

病史

- 患者常有慢性眼部刺激或炎症的病史，也可能有较长时间的睫毛问题，或眼睑外伤或手术病史。

查体

- 可见睫毛摩擦角膜表面(图5-9)。
- 角膜改变的程度取决于异常睫毛的数量和角膜耐受程度，患者可能仅表现为浅表性点状角膜炎，也可表现为角膜瘢痕。

特殊事项

- 鉴别倒睫和眼睑位置异常(如眼睑内翻)很重要，后者会导致睫毛摩擦角膜表面。

鉴别诊断

- 痉挛性睑内翻。
- 退行性睑内翻。
- 瘢痕性睑内翻。
- 先天性双行睫。

实验室检查

- 不明原因的结膜瘢痕需要进行结膜活检，并做免疫荧光检测以排除眼部瘢痕性类天疱疮。

治疗

- 倒睫可暂时性拔出，但是通常很快会复发。
- 电解或冷冻疗法可使睫毛脱落更持久。
- ≤50%睫毛不会再生，因此需要采取多次处理。
- 眼睑瘢痕较严重的患者需要手术治疗，包括睑缘翻转、异常睫毛切除和颊黏膜移植。

预后

- 取决于倒睫的病因。
- 慢性进展性炎症性疾病，如眼部

瘢痕性类天疱疮，倒睫很难被完全根除，容易复发。

- 外伤或其他非进展性瘢痕引起的倒睫治疗效果良好。

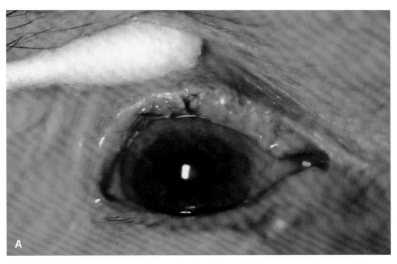

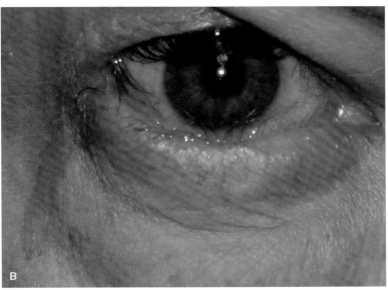

图5-9　**倒睫**。(A)睫毛向后方生长，在上睑处与角膜接触。真正的倒睫睑缘形态一般正常。由结膜瘢痕性疾病引起的倒睫，通常伴有睑缘内翻。(B)结膜瘢痕引起的上睑倒睫。

上睑下垂

先天性肌源性上睑下垂

先天性肌源性上睑下垂是最常见的先天性上睑下垂，由提上睑肌发育不全引起。可以是单侧或双侧，严重程度从轻度到重度不等。

病因学和流行病学

- 年龄：出生时即发生。
- 性别：男女均等。
- 病因：提上睑肌发育异常，导致肌肉纤维化和脂肪浸润。

病史

- 出生时或出生后不久出现上睑下垂。
- 患儿可能表现为抬头仰视，尤其是双眼上睑下垂的患儿。
- 家长可能发现患儿睡觉时眼睑闭合不全。

查体

- 上睑下垂可以是单侧或双侧。
- 提上睑肌功能丧失或较弱，可导致肌肉僵硬、纤维化，眼球上下转动时眼睑相对固定。
- 眼睑皱褶形成困难。
- 取决于上睑下垂的严重程度，单侧患者可能伴有弱视（图5-10）。

特殊事项

- 16%的患儿有上直肌功能异常，从而使术后角膜暴露和斜视成为一个问题。

鉴别诊断

- 如果上睑下垂是先天性的，提肌功能较差，则无须与其他疾病鉴别。产伤也可引起上睑下垂，但一般提肌功能正常，且提上睑肌无纤维化。所有先天性上睑下垂患者，都需要考虑Marcus Gunn下颌瞬目综合征（参见"Marcus Gunn下颌瞬目综合征"）。
- 其他形式的肌源性上睑下垂都是获得性，而非先天性，如肌营养不良、慢性进行性眼外肌麻痹（CPEO）、重症肌无力、眼咽型肌营养不良等。

实验室检查

- 必要时进行骨骼肌活检和肌电图检查。如果怀疑CPEO，还需要进行心电图检查。

治疗

- 额肌瓣悬吊术可采用缝线、硅胶条或阔筋膜。
- 手术年龄取决于上睑下垂的严重程度和潜在的弱视风险。
- 在眼睑手术后，弱视可采用遮盖法治疗。
- 对于单侧先天性上睑下垂的患

儿,是仅行患眼额肌瓣悬吊术,还是为了维持双眼对称,同时行健眼提上睑肌切除术和额肌瓣悬吊术,仍存在一定争议。

预后

● 手术可成功将上睑提高至瞳孔缘。随着时间的推移,眼睑可能会逐渐回落,需要再次手术。

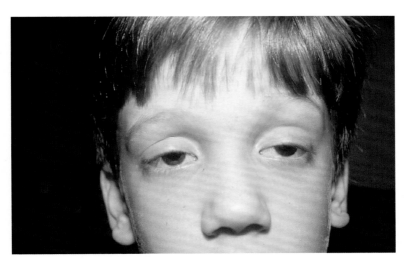

图5–10　先天性肌源性上睑下垂。 该患者为中度先天性上睑下垂患儿,其努力通过提眉上抬眼睑。该患儿眼睑皱褶较明显,但通常先天性上睑下垂患儿的褶皱形成不明显。提上睑肌肌力为3mm。

获得性肌源性上睑下垂

获得性肌源性上睑下垂是一种少见的上睑下垂,由局部或全身肌肉病变引起。

病因学和流行病学

- 年龄:获得性,可发生在儿童或成人。
- 病因:全身性肌肉病变可引起获得性肌源性上睑下垂,包括肌营养不良、慢性进行性眼外肌麻痹(CPEO)、重症肌无力、眼咽型肌营养不良等。

病史

- 进行性上睑下垂,伴其他部位的肌肉异常。

查体

- 上睑下垂伴提上睑肌功能减退。
- 可能存在眼球运动异常和面部表情异常。
- 重症肌无力患者可能会出现复视。
- 慢性进行性眼外肌麻痹的患者会出现眼球运动障碍,但无复视。
- 需要仔细评估眼睑闭合功能,因为眼睑闭合不全会增加术后角膜暴露的风险(图5-11)。

特殊事项

- 慢性进行性眼外肌麻痹是一个渐进性的双侧上睑下垂,儿童或青少年时期起病,逐渐累及眼外肌。
- 50%的患者为遗传性。
- 渐进性发展,直到眼球固定在下方,伴重度上睑下垂。
- 伴有心脏传导阻滞、色素性视网膜炎、异常视网膜色素沉着和各种神经性病变等。

鉴别诊断

- 先天性上睑下垂。
- 神经源性上睑下垂。

实验室检查

- 必要时行骨骼肌活检和肌电图检查。
- 如果怀疑CPEO,还需要进行心电图检查。
- CPEO需要行基因检测。

治疗

- 手术矫正上睑下垂。
- 必须首先评估和治疗全身性异常。
- 根据上睑下垂的严重程度和提上睑肌肌力,行提上睑肌切除术或额肌瓣悬吊术。
- 使用硅胶条的额肌瓣悬吊术在这些患者中治疗效果良好。

预后

眼睑位置。

- 大多数患者术后可达到功能性的

- 但大多数患者术后的眼睑位置和功能无法达到正常水平。

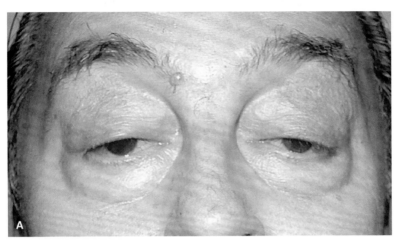

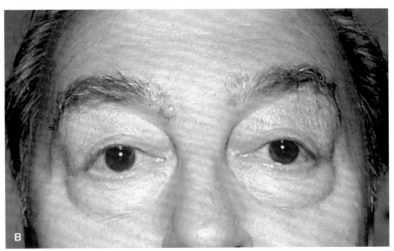

图5–11 获得性肌源性上睑下垂。(A)该患者存在肌营养不良和重度上睑下垂,提上睑肌肌力功能极差,仅能在提眉的帮助下将眼睑抬高至瞳孔。(B)额肌瓣悬吊术后,可通过提眉将眼睑有效抬高。

腱膜性上睑下垂

腱膜性上睑下垂是最常见的上睑下垂，是由年龄增长、眼睑水肿或上睑的反复拉伸导致提上睑肌腱膜断裂，上睑下垂的发生是渐进性的。

病因学和流行病学

- 年龄：很少先天性，多见于老年人。
- 性别：男女均等。
- 病因：腱膜性上睑下垂由提上睑肌腱膜的异常引起，可能原因包括年龄相关的退行性改变、上睑的反复拉伸（如揉搓眼睑）、眼睑水肿和眼部手术等。

病史

- 最常见眼睑的慢性、渐进性下垂。
- 近期眼部手术或眼睑水肿可能加重上睑下垂。

查体

- 轻度至重度上睑下垂伴提上睑肌功能正常，眼睑皱褶较高，皱褶消失者较少见。

- 向下方注视时上睑下垂可能加重（图5-12）。

特殊事项

- 所有患者都需要排除重症肌无力。

鉴别诊断

- 先天性上睑下垂（提上睑肌功能较差）。
- 重症肌无力。
- 外伤性上睑下垂。

实验室检查

- 无。

治疗

- 提上睑肌缩短术和Müller肌切除术都可以取得较好的手术效果。
- 在术前要明确干眼症、眼睑闭合不全和Bell现象较差的患者，这种患者术后更易出现角膜暴露。

预后

- 手术矫正后预后良好。

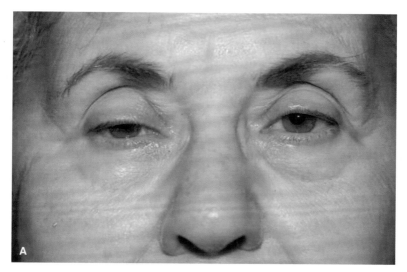

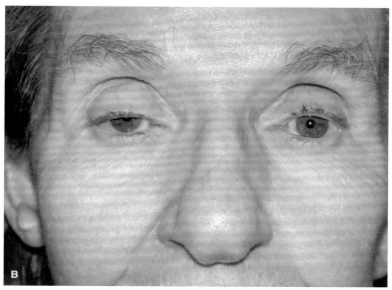

图5-12　**腱膜性上睑下垂**。(A)提上睑肌腱膜断裂引起的双眼上睑下垂,眼睑皱褶较高、较明显。提上睑肌肌力为18mm。(B)双侧下垂,右侧比左侧更严重。

神经源性上睑下垂

动眼神经麻痹

动眼神经麻痹常表现为突然发生或进行性的上睑下垂和斜视。由于有些发病原因可能是致命性的，因此明确病因是首要任务。治疗较困难。

病因学和流行病学

- 年龄：任何年龄均可发病，少见于儿童。
- 性别：发病率无性别差异。

病因

- 缺血性微血管病变。
- 压迫性病变：动脉瘤、肿瘤。
- 外伤。
- 眼肌麻痹型偏头痛：儿童。

病史

- 突然发生的上睑下垂伴复视。
- 伴或不伴疼痛。

查体

- 完全性的上睑下垂伴眼球固定在外下方（图5-13）。
- 眼球无法上转、下转和内转。
- 伴或不伴瞳孔散大。
- 需要排除动眼神经再生异常。

特殊事项

- 如果患者出现瞳孔散大，需要尽快行神经影像学检查以排除大脑后交通动脉瘤。
- 无缓解的动眼神经麻痹、不完全性动眼神经麻痹和任何动眼神经再生异常都需要进行神经影像学检查。
- 50岁以下的患者需要进行神经影像学检查，除非有明确的血管性疾病。
- 血管性病变引起的动眼神经麻痹一般可在3个月内恢复。

鉴别诊断

- 重症肌无力。
- CPEO。

实验室检查

- MRI和MRA检查，如果动眼神经麻痹伴瞳孔散大，需进行血管造影。

病理生理学

- 动眼神经的异常可能由于神经压迫或缺血引起。缺血不会引起瞳孔散大，一般3个月内能够缓解。

治疗

- 大多数瞳孔正常的动眼神经麻痹患者会在3个月内恢复。
- 在考虑选择手术治疗前，患者需要足够的恢复时间。
- 行上睑下垂手术前，应先治疗斜视。

- 上睑下垂可采用额肌瓣悬吊术，但存在角膜暴露的风险。
- 使用硅胶条的额肌瓣悬吊术安全性较高。

预后

- 多数动眼神经麻痹的患者在3~6个月内能够恢复。
- 无法自行恢复的患者，眼睑手术后容易发生角膜暴露。
- 眼睑上提后，患者仍会因眼球运动障碍而存在复视。

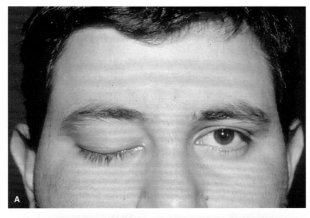

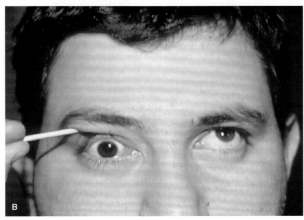

图5-13　动眼神经麻痹。(A)完全性上睑下垂，提上睑肌功能丧失。(B)提起眼睑后发现眼位偏斜，与动眼神经麻痹的表现一致。

重症肌无力

重症肌无力是一种自身免疫性疾病，由于自身抗体攻击神经-肌肉接头处而引起全身肌肉无力，可因呼吸系统受累致命。最初表现为上睑下垂，伴或不伴复视。任何眼睑手术前，应先充分治疗全身性疾病。

病因学和流行病学

- 年龄：任何年龄。
- 性别：多见于女性。
- 病因：自身免疫性疾病，可能合并胸腺瘤或前期感染。

病史

- 隐匿起病的眼睑下垂、复视或二者皆有，晨轻暮重。
- 患者可能存在面部无力、近端肢体无力，或吞咽和呼吸困难，症状呈典型的间歇性。

查体

- 全身骨骼肌病变，但首先表现为上睑下垂，伴或不伴复视。
- 持续向上方注视会加重上睑下垂，持续进行眼球运动会加重复视（由于疲劳）。
- 常存在眼轮匝肌无力。
- 可能存在面肌和近端肢体无力。
- 可通过冰试验、乙酰胆碱受体抗体滴度检测、单纤维肌电图或腾喜龙试验诊断。
- 冰试验是将冰袋置于眼睑上2分钟，如果上睑下垂是由重症肌无力引起，下垂症状会缓解。
- 腾喜龙试验是静脉注射依酚氯铵（腾喜龙），如果上睑下垂或复视缓解，说明是由重症肌无力引起。腾喜龙试验存在一定的不良反应，包括心动过缓，甚至呼吸骤停（图5-14）。
- 联合应用单纤维肌电图和乙酰胆碱受体抗体滴度检测是最常用的诊断方式。

特殊事项

- 新诊断为重症肌无力的患者需要进行胸部CT或MRI检查以排除胸腺瘤。
- 呼吸系统受累的患者需要立刻进行神经系统评估，并采取相应处理措施。

鉴别诊断

- Eaton-Lambert综合征。
- CPEO
- 动眼神经麻痹。

实验室检查

- 乙酰胆碱受体抗体滴度检测和单纤维肌电图。

病理生理学

- 自身免疫系统的异常，自身抗体

攻击神经-肌肉接头处。

治疗

- 全身治疗包括溴吡斯的明(Mestinon)、泼尼松,必要时行胸腺切除术。
- 治疗方案需要由神经眼科或神经内科医生共同制订。全身疾病得到控制和缓解之后,才可行手术矫正上睑下垂。
- 额肌瓣悬吊术是常用的术式。

预后

- 多变,取决于疾病的严重程度。

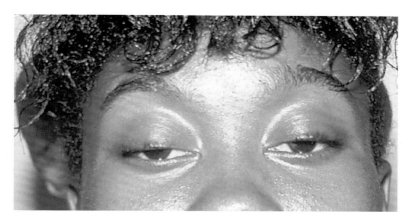

图5-14　重症肌无力。双眼上睑下垂,患者无法将眼睑上抬至瞳孔上方。该患者同时存在面部肌肉张力降低。

Marcus Gunn下颌瞬目综合征

Marcus Gunn下颌瞬目综合征主要表现为咀嚼食物时，每一次下颌运动同时伴有眼睑上提，严重程度不一。如果上睑下垂或眼睑活动较明显时，需要手术治疗。

病因学和流行病学

- 年龄：出生时即存在。
- 病因：一种先天性联带运动性综合征，由于支配提上睑肌的动眼神经和支配咀嚼肌的三叉神经纤维的先天性连接异常。

病史

- 家人可在婴儿进食时发现这种情况。
- 受累的眼睑会在进食时随着下颌的活动上下运动。

查体

- 单侧上睑下垂，提上睑肌功能较差，下颌运动的同时伴有眼睑上提。
- 最常见情况是下颌向对侧运动，引起患侧眼睑上提(图5-15)。

特殊事项

- 上睑下垂和联带运动的程度决定了治疗方式。

鉴别诊断

- 先天性上睑下垂。

实验室检查

- 无。

治疗

- 如果联带运动的程度较小，可行额肌瓣悬吊术。如果联带运动较明显，则在额肌瓣悬吊前先行提上睑肌离断和切除手术。

预后

- 较难达到良好的眼睑对称性，除外双眼均进行眼睑手术的情况。

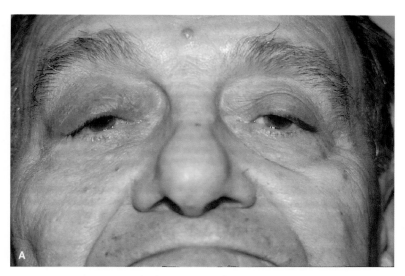

图5-15　Marcus Gunn下颌瞬目综合征。(A)患者有严重的上睑下垂,需要通过上提眉毛和抬起颏部来保持眼睑位于瞳孔之上。(待续)

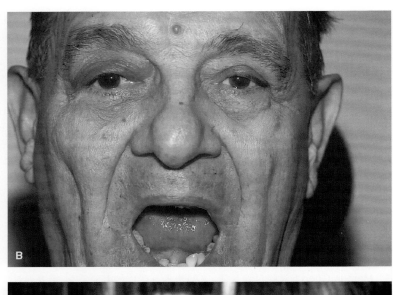

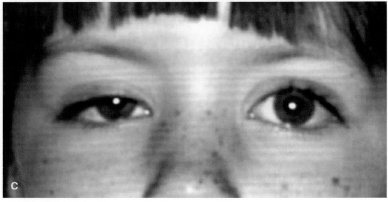

图5-15 （续）Marcus Gunn下颌瞬目综合征。(B)患者张嘴时眼睑上提，可保持正常头位。(C,D)更常见的单侧下颌瞬目综合征，左眼上睑会随着张嘴运动上下活动。（待续）

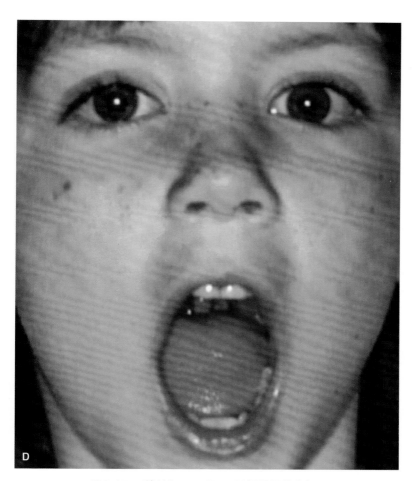

图5-15 （续）Marcus Gunn下颌瞬目综合征。

霍纳综合征

霍纳综合征表现为典型的轻度上睑下垂(2mm)和瞳孔缩小。在排除某些严重病因后，手术切除Müller肌可以达到良好的治疗效果。

病因学和流行病学

- 年龄：可以是先天性或获得性。
- 病因：获得性因素包括外伤、颈部手术、肺尖恶性肿瘤、动脉瘤、颈动脉切除或特发性。

病史

- 可见轻度上睑下垂，可能在检查中才能发现，伴或不伴瞳孔缩小。

查体

- 上睑下垂、瞳孔缩小、无汗症是三个特征性表现。
- 上睑下垂通常较轻(1~2mm)。
- 先天性霍纳综合征患者还会表现为患侧虹膜色素减少(图5-16)。

特殊事项

- 可卡因检查常用于明确诊断。
- 正常瞳孔可用4%~10%可卡因放大，但霍纳综合征患者的瞳孔不受影响。
- 局部滴安普乐定可代替可卡因确诊霍纳综合征。安普乐定是一种α-肾上腺素能激动剂，能引起霍纳综合征患者瞳孔扩张，而使正常瞳孔产生轻微的瞳孔收缩。滴两滴0.5%的安普乐定后，瞳孔大小不等出现逆转提示霍纳综合征。
- 其他药理学检查可用来鉴别一级、二级和三级神经元损伤。
- 羟基苯丙胺滴眼液无法放大三级神经元霍纳综合征患者的瞳孔。
- 三级神经元霍纳综合征通常由良性病变引起。

鉴别诊断

- 腱膜性上睑下垂伴瞳孔大小不等。

实验室检查

- 对于所有一级或二级神经元受累的患者均需进行胸部CT，以及颈部和脑部MRI/MRA钆增强扫描。
- 建议神经科医生对所有霍纳综合征患者进行影像学检查。

病理生理学

- 支配Müller肌的交感神经异常会引起上睑下垂，支配瞳孔开大肌的交感神经异常会引起瞳孔缩小。

治疗

- 一旦确认由良性病变引起，可选择行Müller肌切除术。

预后

- 手术矫正上睑下垂的效果良好。

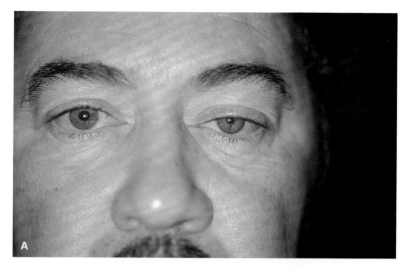

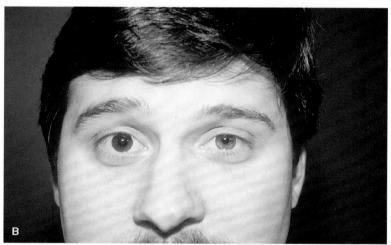

图5-16　霍纳综合征。(A)左眼上睑下垂伴瞳孔缩小。上睑下垂的程度较一般霍纳综合征患者严重,可能同时伴有腱膜撕裂。(B)先天性霍纳综合征表现为上睑下垂、瞳孔缩小和虹膜色素减少。

机械性上睑下垂

机械性上睑下垂是由瘢痕组织、肿块压迫或眼睑水肿引起的眼睑上提受限。

病因学和流行病学

- 年龄：任何年龄均可发病。
- 性别：男女均等。
- 病因：肿块增大压迫眼睑，导致眼睑上提受限，包括睑板腺囊肿、皮肤癌、巨乳头性结膜炎、血管瘤、神经纤维瘤和其他眼睑肿物等。
- 瘢痕组织引起眼睑活动受限，也能引起机械性上睑下垂。

病史

- 发病缓急取决于原发病的进程。
- 睑板腺囊肿发病较急，而较大的基底细胞癌可能在数年内缓慢生长。

查体

- 上睑下垂伴眼睑肿物或瘢痕（图5-17）。
- 病因可以在眼睑表面，也可发生在眼睑结膜面，有时较难察觉，如严重的巨乳头性结膜炎。
- 对于眼睑内侧的瘢痕，需要下拉并翻转眼睑进行检查。

特殊事项

- 有时需要进行影像学检查，如CT扫描，来判断肿物的范围、排除异物或外伤引起的骨折。

鉴别诊断

- 外伤性上睑下垂。
- 腱膜性上睑下垂。

实验室检查

- 无。

治疗

- 明确病因是首要处理原则。
- 治疗方式包括药物治疗，或者手术切除病灶或瘢痕组织。
- 如果移除机械性因素仍不能纠正上睑下垂，可能需要二次手术矫正。

预后

- 预后与肿物或水肿等引起上睑下垂的病因有关。如果由反复发作性疾病引起，则预后不佳。

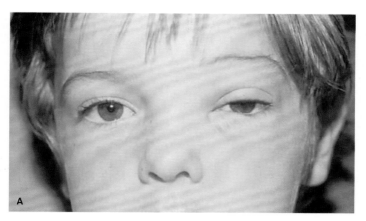

图5-17　机械性上睑下垂。(A)左眼上睑神经纤维瘤使眼睑下移,引起上睑下垂。(待续)

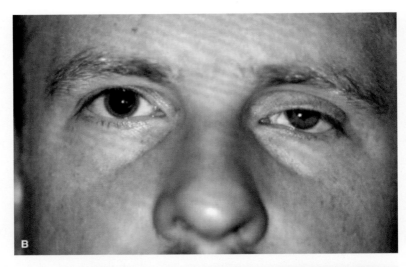

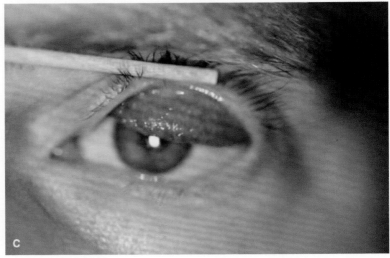

图5-17　(续)**机械性上睑下垂**。(B,C)机械性上睑下垂继发于巨大乳头状结膜炎的佩戴角膜接触镜的患者。

外伤性上睑下垂

　　引起外伤性上睑下垂的原因有很多，很难判断每个患者的确切病因。所有外伤患者都需要观察6个月，之后再考虑手术治疗。

病因学和流行病学

- 年龄：任何年龄。
- 性别：多见于男性。
- 病因：包括多种原因，如肌源性、神经源性和腱膜性。

病史

- 眼睑外伤史，肿胀消退后出现残余的上睑下垂。

查体

- 需要记录上睑下垂的严重程度以帮助观察恢复情况。评估提上睑肌肌力能够帮助判断病因。
- 任何残余的水肿、瘢痕和眼睑闭合不全都需要记录(图5-18)。

特殊事项

- 上睑下垂可能会自行恢复，手术矫正应在外伤后6个月进行。
- 很多患者会在这段时间内改善或恢复。
- 如果怀疑外伤直接损伤了提上睑肌，需要在手术矫正时进行提上睑肌探查并修复。

治疗

- 外伤后需观察6个月，部分患者可能自行恢复。
- 如果6个月后仍存在上睑下垂，可根据提上睑肌肌力行提上睑肌缩短术或额肌瓣悬吊术。

预后

- 如果提上睑肌肌力良好，则预后较好。如果由于瘢痕等原因使提上睑肌肌力较差，则预后不佳。

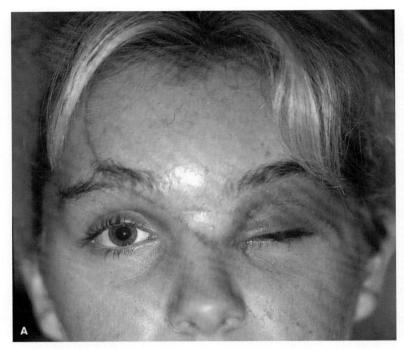

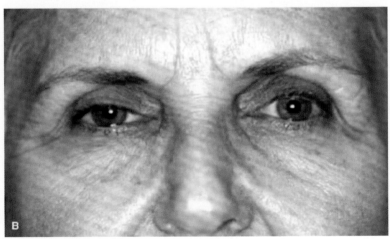

图5-18　外伤性上睑下垂。(A)眼睑和眉弓裂伤引起的外伤性上睑下垂。上睑下垂在外伤后6个月仍未改善,需要进行手术治疗。(B)外伤后6个月,眼睑没有上提。此时上睑下垂看起来类似于腱膜性上睑下垂。

假性上睑下垂

假性上睑下垂是由于眼球位置异常、眼睑皮肤松弛或对侧眼睑位置异常、眼眶容积减少引起的错觉。仔细识别假性上睑下垂以避免不必要的或错误的手术至关重要。

病因学和流行病学

- 年龄:任何年龄。
- 性别:男女均等。
- 病因:眼睑位置正常,但由其他原因引起外观上的上睑下垂。最常见的原因是眼球位置异常,眼球上移或下移都会引起假性上睑下垂。眼睑皮肤松弛(参见"皮肤松弛症")也是假性上睑下垂的一个常见原因。

病史

- 发现眼睑下垂,持续时间长短不一。

查体

- 所有上睑下垂的患者均需评估眼球位置。眼球内陷、上斜视和眼球向上移位都会引起假性上睑下垂。

- 评估眼睑皮肤和睑缘位置的关系很重要(图5-19A)。
- 对侧眼睑退缩也需考虑在内。

特殊事项

- 如果怀疑眼球被肿物推向上方,需要进行CT扫描。

鉴别诊断

- 眼球内陷(图5-19B)。
- 上斜视。
- 眼球位置异常。
- 对侧眼睑退缩。
- 眼睑皮肤松弛症。

治疗

- 取决于假性上睑下垂的病因。
- 眼球内陷、小眼球、眼球萎缩:重建眼眶。
- 上斜视:斜视手术。
- 眼球上移:摘除肿物。
- 对侧眼睑退缩:矫正眼睑退缩。
- 眼睑皮肤松弛:眼睑成形术。

预后

- 良好。

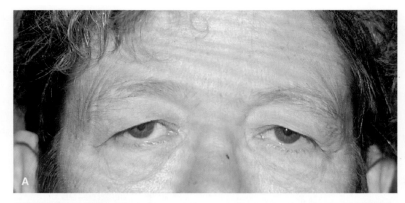

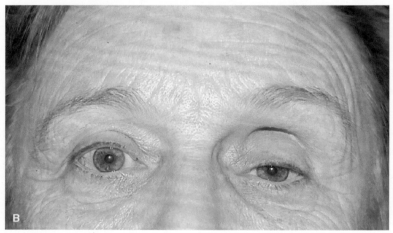

图5–19 **假性上睑下垂**。(A)眼睑皮肤松弛是最常见的假性上睑下垂的病因。如果眼睑皮肤被抬起,眼睑外观恢复正常。(B)另一种引起假性上睑下垂的原因是眼球内陷。该患者可能还有部分提上睑肌腱膜断裂。

眉下垂

眉下垂是指眉部向下移位，常为眼睑皮肤松弛的一部分，需要单独处理以达到更好的矫正效果。许多患者存在一定程度的眉下垂，但无明显症状。常见症状包括上方视野缺损、眉部疼痛和疲劳、前额和眉部皱纹。严重患者需要手术治疗，伴或不伴眼睑手术。

病因学和流行病学

- 年龄：随着年龄的增长逐渐增多。
- 性别：男女均等，女性症状更明显。
- 病因：年龄增长、重力作用、退行性改变和皮肤弹性减弱等原因都会引起眉下垂。由于多种因素同时作用，50岁以上的患者较多出现症状。

病史

- 患者尝试用力抬眉，引起前额部较深的皱纹、眉部疼痛，甚至头痛。

查体

- 眉毛位于上眶缘下方。

- 外观看似上睑皮肤过多，患者会因不断抬眉逐渐出现前额皱纹(图5–20)。

特殊事项

- 眉下垂会将多余的皮肤推至上睑。
- 判断眉部上抬后增多的上睑皮肤程度很重要，由于眉下垂而增多的上睑皮肤在眼睑成形术中不需要切除，否则会引起眉眼间距过近。
- 理论上，眉部上提后再进行眼睑成形术。

治疗

- 眉部上提可采用下列术式，每种术式都有其适应证和优势。
  - 内镜眉提高术。
  - 冠状切口眉提高术。
  - 前额中部切口眉提高术。
  - 直接眉提高术。

预后

- 良好。

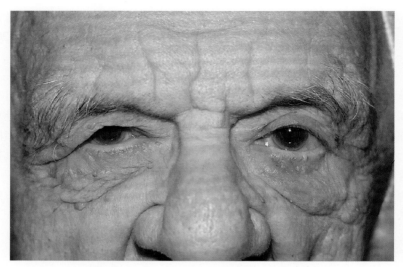

图5-20　**眉下垂**。该患者眉部位于上眶缘以下,使眼睑皮肤松弛更加明显。

皮肤松弛症

　　随着年龄的增长，皮肤松弛很常见。由于年龄增长或紫外线暴露引起的皮肤弹性减弱使上下眼睑的皮肤松弛。在严重的病例中，松弛的眼睑皮肤可能会遮挡上方视野。松弛的皮肤和眶内脂肪向前方脱垂常影响外观。

病因学和流行病学

- 年龄：老年患者。
- 性别：男女均等。
- 病因：由年龄增长或紫外线暴露引起皮肤弹性减弱。可能存在遗传性因素，尤其是发病年龄较小的患者。

病史

- 主要表现为眉部疼痛、眼周沉重感和上方视野缺损，呈缓慢、隐匿的过程。

查体

- 不同程度的上睑皮肤多余。
- 当眼睑皮肤接触睫毛，不适感明显增加。
- 皮肤松弛常伴有眶内脂肪向前方脱垂。
- 除眼睑皮肤过多外，还需要考虑真性上睑下垂的可能（图5-21）。

治疗

- 眼睑成形术可以从功能或外观上起到改善作用。

预后

- 良好。

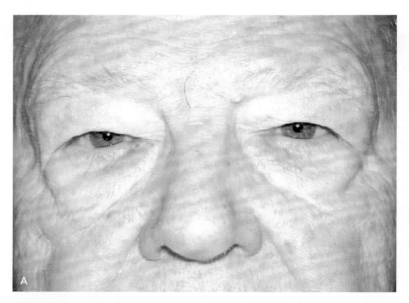

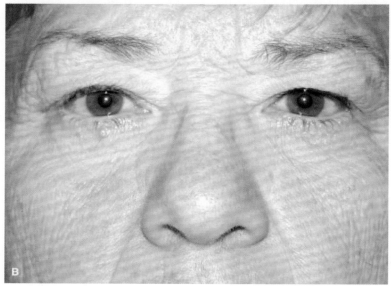

图5-21　皮肤松弛症。(A)双眼上睑大量皮肤松弛,眼睑位置正常。(B)眼睑皮肤接触睫毛,这通常使患者感觉不适,但可能不会引起患者明显视力下降。

眼睑皮肤松弛症

眼睑皮肤松弛症是一类少见的、家族性血管神经性水肿,常发生于年轻人。特点是反复发作的眼睑炎症性水肿,引起组织拉伸松弛。随着时间的推移,患者出现眼睑皮肤逐渐松弛的外观,类似老年性皮肤松弛。

病因学和流行病学

- 年龄:10~20岁发病。
- 性别:多见于女性。
- 病因:未知。血管神经性水肿的变异。

病史

- 反复发作的眼睑水肿,常为单侧。

查体

- 眼睑皮肤过多、变薄,像纸一样(图5-22)。

- 可能存在真性上睑下垂、泪腺脱垂和眼睑毛细血管扩张。
- 多为单侧起病,患者在肿胀期可见眼睑水肿,但炎症反应较轻。

鉴别诊断

- 皮肤松弛症。
- 甲状腺相关眼病。
- 眼眶炎症性疾病。

病理生理学

- 未知。

治疗

- 手术切除多余的眼睑皮肤,矫正上睑下垂。
- 眼睑反复肿胀会给手术造成一定困难,容易复发。

预后

- 多变,取决于眼睑肿胀是否复发。

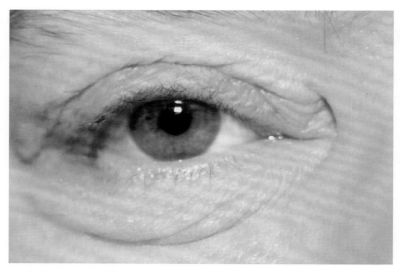

图5-22　**眼睑皮肤松弛症。**患者25岁,右眼睑肿胀反复发作,导致右眼上下眼睑皮肤变薄、松弛无力、皱纹增多。

眼睑退缩

眼睑退缩是指眼睑向上方或下方眶缘移位，引起巩膜外露。症状可能很轻微，甚至无明显症状，也可导致角膜暴露。甲状腺相关眼病是最常见的病因，眼睑退缩常为该病的最初征象。

病因学和流行病学

- 年龄：多见于成年人，儿童少见。起病年龄取决于病因。
- 性别：多见于女性。
- 病因：由甲状腺相关眼病引起的眼睑退缩最常见，其次为眼睑手术过矫和垂直向肌肉手术（图5-23）。上睑退缩可能是由于对侧眼存在上睑下垂。下睑退缩可能是正常解剖结构的变异。Parinaud综合征是一种中枢神经系统病变，可引起上睑退缩。

病史

- 甲状腺相关眼病中，患者可出现单眼或双眼逐渐变"大"，或出现"怒目惊恐"状外观。
- 常伴有患眼的红肿和刺激症状。
- 患者可能会有甲状腺功能异常。
- 部分患者有眼睑或眼外肌手术病史。

查体

- 仔细记录眼睑退缩的程度，以及对侧眼是否存在眼睑退缩或上睑下垂。
- 甲状腺相关眼病的患者还存在上睑迟滞、眼球突出和眼球运动障碍。注意是否有角膜暴露的征象，以及既往是否有眼部或眼睑手术病史。

鉴别诊断

- 眼球位置异常。
- 下斜视或上斜视。
- 对侧上睑下垂。

实验室检查

- 除外已知甲状腺功能异常且控制良好的患者，或已知存在可引起眼睑退缩的手术病史，所有患者均应进行甲状腺功能检测。

病理生理学

- 甲状腺相关眼病可引起眼睑缩肌的慢性炎症，从而形成瘢痕引起眼睑退缩。

治疗

- 手术治疗前，甲状腺相关眼病患者需将疾病控制在静止期。
- 在进入静止期的过程中，角膜暴露的患者可以使用眼部润滑剂。
- 多数引起严重眼睑退缩的病因都需要手术治疗。
- 眼睑退缩手术是最常用的手术方式。

- 对于轻度和中度眼睑退缩有效。
- 严重的下睑退缩需要使用生物材料填充。
- 眼睑成形术中切除过多的上睑和下睑皮肤,可能需要生物材料填充,少数情况下可能需要皮肤移植。

预后

- 一般而言,眼睑退缩手术治疗效果良好。
- 角膜暴露是一个持续的问题,手术后可以改善,但无法痊愈。

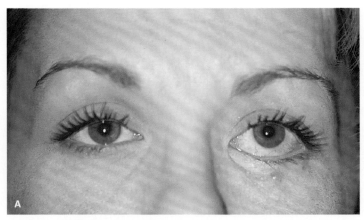

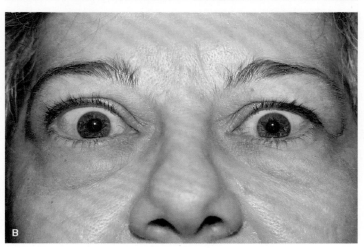

图5-23 眼睑退缩。(A)左眼眶骨折修复术植入钛板后,眼睑和眶缘发生瘢痕粘连,引起左眼下睑退缩。(B)甲状腺相关眼病伴上睑退缩。

眼睑运动障碍

良性特发性眼睑痉挛

良性特发性眼睑痉挛是一种双眼的病变,以眼轮匝肌、降眉肌和皱眉肌的不自主痉挛为特点。起初以眼睑的轻微抽动为主,逐渐发展为肌肉的明显收缩,收缩时可引起功能性盲。患者无法预测痉挛何时发生,如果发生在驾车、过马路等情况下,痉挛引起的闭睑可能会威胁患者生命。

病因学和流行病学

- 年龄:40岁以后发病。
- 性别:多见于女性。
- 病因:未知,可能来源于中枢神经系统,如基底节的病变,引起眼轮匝肌、降眉肌和皱眉肌的不自主痉挛。

病史

- 起初为眼睑的轻微抽动,逐渐加重。
- 患者早期通常不会前来就诊,直到痉挛严重影响日常生活。

查体

- 间歇性发作的眼睑被动闭合,常持续数分钟(图5-24)。在痉挛间歇期,查体可能正常。因此,诊断主要基于患者病史。
- 痉挛是双侧的,但有时一侧会较另一侧更严重。
- 随着病程的延长,痉挛可累及下面部和颈部。
- 与面肌痉挛不同,痉挛不会在睡眠时发生。

特殊事项

- 任何引起眼部刺激症状的病因都需要治疗,如干眼症等会加重眼睑痉挛。
- 如果眼睑痉挛得不到及时控制,发生在驾车时可能会威胁患者生命。

鉴别诊断

- 半侧面肌痉挛。
- 严重的干眼症或其他眼部刺激症状。

治疗

- 注射肉毒素。注射治疗对大多数患者有效,可持续3~4个月,之后需要再次注射。
- 随着时间的延长,注射效果减退,患者需要接受眼轮匝肌和其他牵引肌肉的部分切除。
- 手术后仍需要注射肉毒素,且效果更佳。
- 肌肉松弛剂和镇静剂很少使用,治疗效果有限。

预后

- 注射肉毒素治疗效果良好。

- 少数患者治疗效果较差。

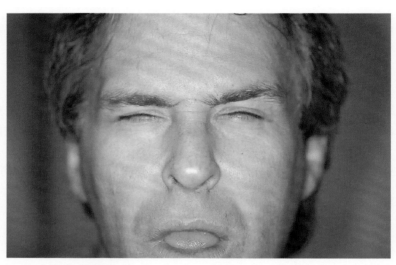

图5-24 **良性特发性眼睑痉挛**。该患者触碰眼部后出现眼睑痉挛,痉挛常继续累及其他面部肌肉。

面肌痉挛

病因学和流行病学

- 年龄:成年人。
- 性别:男女均等。
- 病因:脑干处面神经的血管性压迫。

病史

- 面部一侧发生痉挛。

查体

- 患侧可能会出现轻度面瘫,痉挛可能会在查体时或病史中被发现(图5-25)。

特殊事项

- 痉挛会在睡眠时出现,而良性特发性眼睑痉挛则不会。

鉴别诊断

- 良性特发性眼睑痉挛。
- 面部肌肉抽搐。

治疗

- 小脑-脑桥角MRI检查排除占位性病变后,可选择注射肉毒素进行治疗。
- 也可考虑进行面神经减压手术。

预后

- 注射A型肉毒素可以控制痉挛,但需要每3~6个月重复注射。

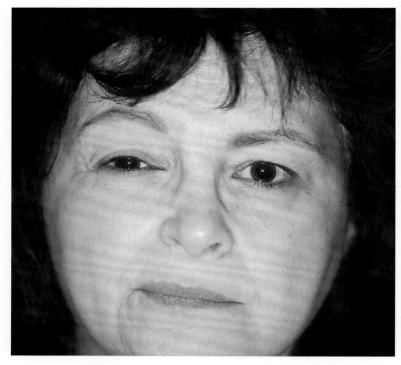

图5-25　**面肌痉挛**。右侧面肌痉挛,通常表现为间歇性。

（黎冬平　涂惠芳　译　　明维　校）

第 **6** 章

先天性眼睑异常

睑裂狭小综合征

睑裂狭小综合征是一种先天性眼睑疾病，以特征性眼睑外观异常为主要表现，包括内眦间距过宽、倒向型内眦赘皮和严重的肌源性上睑下垂。

病因学和流行病学

- 年龄：先天性。
- 性别：男女均等。
- 遗传性：常染色体显性遗传。
- 病因：未知。

病史

- 家族成员常患相同的疾病。

查体

- 特征性眼睑表现，包括内眦间距过宽、倒向型内眦赘皮和严重的上睑下垂。
- 其他临床表现可包括下睑外翻、鼻梁低平、上眶缘发育不全、眶距过宽、眼球运动障碍和不同程度的智力缺陷（图6-1）。

鉴别诊断

- 没有其他疾病有这种特征性改变，需要与单纯内眦赘皮和内眦间距过宽鉴别。

治疗

- 需要进行多阶段的眼睑修复重建。
- 一期手术在于治疗内眦间距过宽和倒向型内眦赘皮。
- 可以选择单纯Z成形术、Y-V成形术或经鼻固定术。
- 二期手术旨在治疗上睑下垂，通常进行额肌瓣悬吊术。
- 最后进行其他眼睑异常的治疗。

预后

在一些严重的病例中，眼睑外观无法完全恢复正常。

- 手术治疗后眼睑外观显著改善。

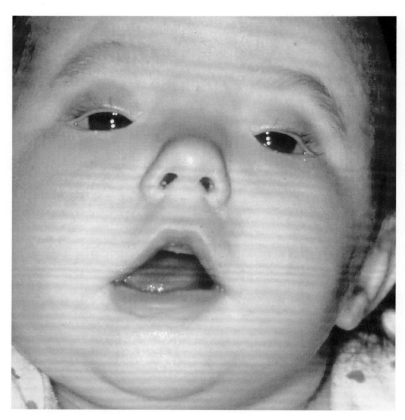

图6-1　睑裂狭小综合征。该患儿有典型的临床表现，包括上睑下垂、内眦间距过宽和倒向型内眦赘皮。需要与单纯内眦赘皮相鉴别(见图6-2)。

内眦赘皮

内眦赘皮是指内眦角处的皮肤皱褶，常由面中部骨骼发育不全引起。通常为双侧，随着儿童面部结构的改变逐渐改善。内眦赘皮常和眼睑综合征有关。

病因学和流行病学

- 年龄：先天性。
- 性别：男女均等。
- 病因：通常认为是由面中部骨骼发育不全引起。

病史

- 出生时即发现。

查体

- 眼睑内侧多余的皮肤皱褶和皮下组织，可使儿童看上去像内斜视。内眦赘皮分为以下四种。
  - 睑板型内眦赘皮：以上睑皮肤皱褶为主。
  - 倒向型内眦赘皮：以下睑皮肤皱褶为主。
  - 睑型内眦赘皮：上下眼睑皮肤皱褶均等（图6-2）。
  - 眉型内眦赘皮：皮肤皱褶起自眉部，向下延伸至泪囊区的皮肤。

特殊事项

- 睑板型内眦赘皮是亚洲人常见的眼睑形态，倒向型内眦赘皮是睑裂狭小综合征的重要临床表现。

鉴别诊断

- 睑裂狭小综合征。

治疗

- 随着面部发育成熟，多数患者的内眦赘皮会逐渐改善，因此，内眦赘皮的治疗应从成年后开始。
- 倒向型内眦赘皮是例外，很少随着面部的成熟而改变。
- 如果需要手术，Y-V成形术和Z成形术治疗效果良好。

预后

- 良好。多数患儿随着年龄增长逐渐改善。
- 如果需要手术，疗效良好。

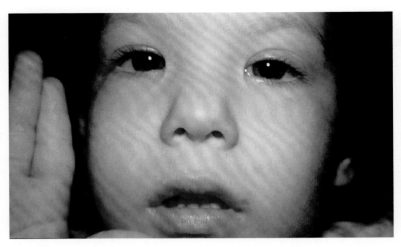

图6-2 **内眦赘皮**。在年龄较小的儿童中,这些皮肤皱褶常为单独的表现。如果不严重,这种内眦赘皮会随着儿童面部发育成熟逐渐改善,甚至消失。

眼睑赘皮

眼睑赘皮是睑板前肌肉和皮肤过多,压迫睫毛,使睫毛方向改变,但睑缘位置无明显异常。通常无症状,也不需要治疗。

病因学和流行病学

- 年龄:先天性。
- 性别:男女均等。
- 病因:面部骨骼发育不全引起眼周皮肤和肌肉过多。

病史

- 通常无症状。

查体

- 过多的皮肤遮盖睑缘,有时甚至与眼球接触。如果提起过多的皮肤,下方的睑缘位置正常。
- 几乎没有角膜受累。

- 如果出现角膜病变,需要手术治疗(图6-3)。

特殊事项

- 通常很难与先天性睑内翻相鉴别,尤其当儿童清醒并使劲闭眼时。
- 如果发生明显的角膜病变,很可能存在睑内翻,需要手术治疗。

鉴别诊断

- 先天性睑内翻。

治疗

- 多数患儿不需要治疗。
- 如果发生角膜病变,需要手术切除过多的皮肤和肌肉。

预后

- 良好。多数患儿随着面部骨骼发育完全,眼睑赘皮情况会逐渐改善。少数需要手术的病例预后良好。

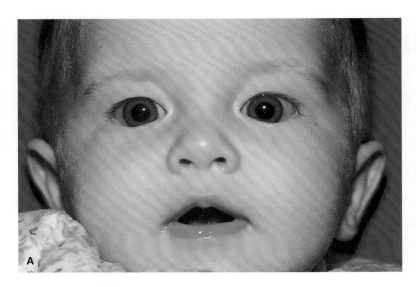

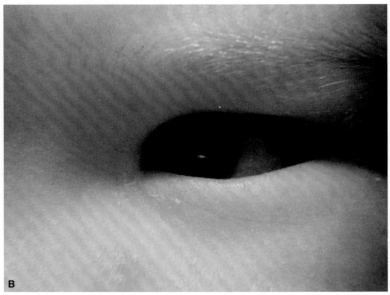

图6-3 眼睑赘皮。下睑皮肤过多,向内翻卷并与角膜接触。眼睑位置正常,角膜尚未受累。这种情况需要与先天性睑内翻相鉴别(见图6-4)。

先天性睑内翻

先天性睑内翻是一种少见的眼睑改变，在婴儿中很难诊断。如果眼部经常出现刺激症状，或患儿不愿睁眼，提示可能存在角膜上皮缺损或角膜瘢痕。

病因学和流行病学

- 年龄：出生时即存在。
- 性别：男女均等。
- 病因：通常与眼睑缩肌或睑板异常有关。少数情况下可能由结膜瘢痕引起眼睑内翻。

病史

- 患儿眼部经常出现刺激症状，不愿睁开患眼。

查体

- 检查患儿眼睑有一定难度，除非在其睡着时。当患儿处于清醒状态时，如果尝试检查眼睑，患儿会使劲闭眼，使正常的眼睑内翻。
- 如果有下方角膜瘢痕或上皮缺损，可怀疑存在眼睑内翻（图6-4）。

鉴别诊断

- 眼睑赘皮。

治疗

- 需要手术治疗。
- 切除过多的睑板前皮肤和眼轮匝肌，并收紧眼睑缩肌。

预后

- 良好。诊疗不及时可能会发生角膜瘢痕。

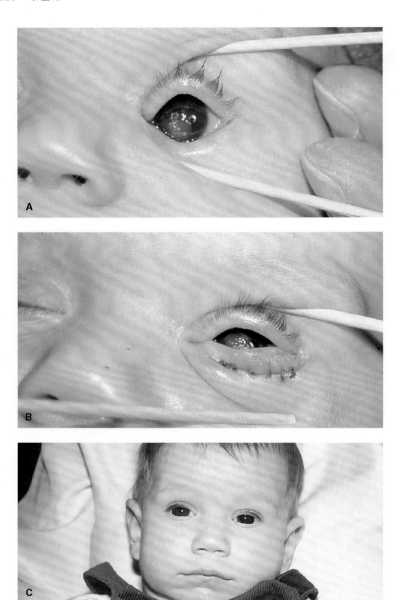

图6-4 先天性睑内翻。(A)很难通过检查患儿的眼睑来判断是否存在眼睑内翻,尤其当眼部已经出现刺激症状。该患儿左眼因先天性睑内翻而引起角膜瘢痕。(B)下睑穹隆皮肤缝线术后。(C)睑内翻矫正术后4周,眼睑形态恢复正常,角膜逐渐透明。

先天性眼睑缺损

先天性眼睑缺损是指眼睑的全层缺损。较大面积的缺损虽然在短时间内无明显影响,但仍需手术修复。

病因学和流行病学

- 年龄:出生时即存在。
- 性别:男女均等。
- 病因:胚胎发育异常引起的眼睑缺损。

病史

- 出生时或出生后不久发现的眼睑缺损,常无明显症状。

查体

- 眼睑的全层缺损,最常发生在上睑中部。
- 眼睑缺损很可能是面裂的一部分,也可能存在其他面部缺损和泪道系统异常。
- 尽管暴露性角膜病变较少见,但仍需要特别注意角膜情况(图6-5)。

鉴别诊断

- 眼睑产伤。

治疗

- 眼睑缺损的手术修复通常不需要皮瓣移植,避免遮盖患眼引起弱视。

预后

- 手术修复后预后良好。
- 其他面部缺损修复可能存在一定难度。

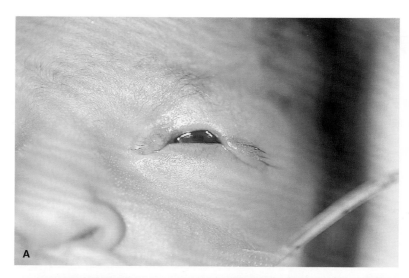

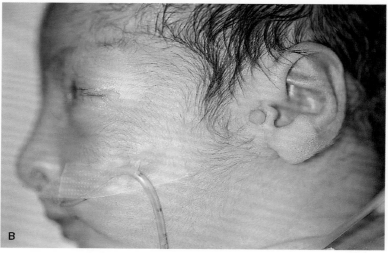

图6-5　先天性眼睑缺损。(A)出生时发现左眼上睑缺损,可能只是单独的眼睑改变,但如果同时存在眼睑缺损和耳前皮赘(B),则提示Goldenhar综合征。

先天性双行睫

先天性双行睫是一种少见的病变，睑板腺开口处可见一组多余的睫毛生长。

病因学和流行病学

- 年龄：出生时即存在。
- 性别：男女均等。
- 病因：胚胎毛囊皮脂腺异常分化为毛囊。

病史

- 发现眼睑多行睫毛或出现眼部刺激症状后才发现多行睫毛。

查体

- 在正常眼睑后方发现一组多余的睫毛（图6-6）。这些后组睫毛可能会与角膜接触，引起眼部刺激症状，甚至发生角膜溃疡穿孔和角膜瘢痕。
- 仔细检查角膜很重要。

鉴别诊断

- 先天性睑内翻。
- 结膜瘢痕引起的倒睫。

治疗

- 需要根据患者症状进行个性化治疗。如需治疗，有多种方式。
- 保守治疗可使用眼部润滑剂和角膜接触镜，治疗效果有限。
- 睫毛冷冻消融或电解术在部分患者中可能复发。
- 手术切除多余睫毛联合眼睑重建，伴或不伴颊黏膜移植，在多数严重患者中有效。

预后

- 通常较好，可能需要多次手术，术后可能发生眼睑外观改变。

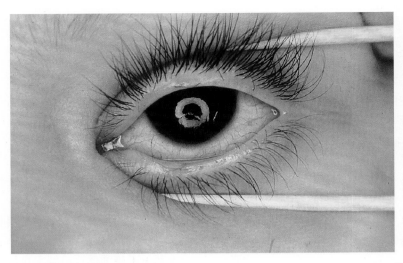

图6-6　**先天性双行睫**。双眼上下眼睑均存在一组多余的睫毛,出现在原睑板腺开口位置。

睑缘粘连

睑缘粘连是指一部分或整个上下睑缘的融合。先天性睑缘粘连是由胚胎发育过程中上下睑缘分离障碍引起。睑缘粘连也可能为获得性,常由瘢痕引起,导致上下眼睑、眼球发生粘连。

病因学和流行病学

● 年龄:先天性。获得性睑缘粘连可发生在各年龄段,取决于病因。

● 性别:男女均等。

● 病因:胚胎发育过程中上下睑缘分离障碍。获得性睑缘粘连最常见于进行性结膜瘢痕引起的睑缘融合(病因包括眼部瘢痕性类天疱疮、化学灼伤、带状疱疹等)。

病史

● 先天性睑缘粘连的患儿在出生时即发现。

● 获得性睑缘粘连的患者常有原发性疾病,存在进行性瘢痕形成病史。

查体

● 先天性睑缘粘连可能有眼睑的完全融合,或一些系带联结上下眼睑。

● 眼球和眼眶可能正常,也可能合并其他异常(图6-7A)。

● 获得性睑缘粘连在瘢痕组织处出现睑缘融合,眼球常不可见(图6-7B)。

鉴别诊断

● 隐眼。

● 小眼球。

治疗

● 先天性睑缘粘连:切开联结上下睑缘的系带。

● 根据严重程度,可能需要进行其他眼睑重建手术。

● 获得性睑缘粘连:首先需要判断瘢痕形成的原因,再根据需要治疗眼部炎症反应。

● 需联合眼整形和角膜病医生进行眼睑和眼表的重建手术。

预后

● 获得性睑缘粘连:良好。

● 先天性睑缘粘连:多数病例预后不佳。眼睑和眼表重建手术后的瘢痕形成可能会影响预后。

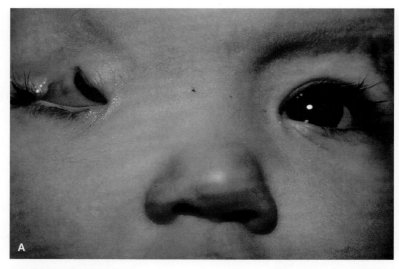

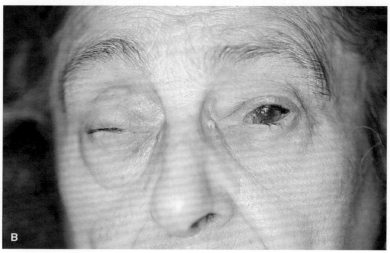

图6-7　**先天性睑缘粘连**。（A）单侧隐眼畸形合并睑缘粘连。（Courtesy Richard W. Hertle，MD.）**睑缘粘连**。（B）眼部瘢痕性类天疱疮引起的获得性睑缘粘连。上下眼睑已融合在一起，可能同时存在眼睑瘢痕与睑球粘连。

（杜薇　涂惠芳　译　明维　校）

第 7 章

眼睑的其他异常

眼部瘢痕性类天疱疮

眼部瘢痕性类天疱疮(OCP)是一种结膜瘢痕性疾病,常见于老年人。可以很轻微,也可能进展为角膜瘢痕,甚至致盲。眼部瘢痕性类天疱疮仍是一种容易混淆的、难以理解的状态,某些患者的治疗存在很大难度。

病因学和流行病学

- 年龄:老年人。
- 性别:多见于女性。
- 病因:自身免疫性疾病,抗体与结膜基底膜结合,引起炎症反应和瘢痕形成。

病史

- 可能有长期眼部刺激症状和睫毛脱落史。另一种极端表现是快速进展性结膜炎,甚至角膜瘢痕,伴眼部明显红肿。
- 有些患者会有其他黏膜表面溃疡,如口腔、食管或生殖器病变。
- 皮肤病变可能是全身表现的一部分。
- 这些患者中很大一部分曾经或正在使用抗青光眼滴眼液。

查体

- 临床表现各异,早期可有轻度结膜瘢痕,也可能出现严重的眼睑角膜粘连。
- 瘢痕性睑内翻、倒睫和严重的干眼症都可能加重眼表病变,角膜情况是指导治疗的关键因素。
- 评估口腔和皮肤病变同样重要(图7-1)。

特殊事项

- 有些使用抗青光眼药物的患者如果停止用药,结膜瘢痕一般不会进展。

在使用缩瞳剂(如毛果芸香碱)的患者中更常见，但与一些新型抗青光眼滴眼液的相关性更显著。

- 无法确定这些患者的结膜瘢痕是OCP，还是由抗青光眼药物引起。

鉴别诊断

- Stevens-Johnson综合征。
- 酸碱灼伤。
- 既往眼睑手术。
- 沙眼。
- 特发性疾病。

实验室检查

- 结膜组织免疫组化检查可见OCP患者基底膜上的免疫球蛋白。这也可以在其他病变，例如口腔病变中进行检查。
- 病变组织活检阳性有助于诊断，但结果阴性仍不能排除OCP，因为很多OCP患者会出现假阴性。

病理生理学

- 一种自身免疫性病变，免疫复合物与结膜基底膜结合，引起炎症反应，最终形成瘢痕。该病会破坏结膜泪腺，引起眼睑内翻和角膜瘢痕。

治疗

- 首先要减轻炎症反应，轻微病变可以选择多西环素，难治性患者可选择免疫抑制性药物，如环磷酰胺、霉酚酸酯或硫唑嘌呤等。在更严重的病例中，可使用较新的免疫调节剂，如利妥昔单抗。
- 炎症反应控制后，倒睫、睑内翻等眼睑病变需要手术治疗。所有患者都需要长期使用眼部润滑剂和(或)泪点栓塞。

预后

- 各异。有些患者的表现呈暴发性，没有显著眼部损伤，对治疗敏感。有些患者治疗后病情仍可能进展。

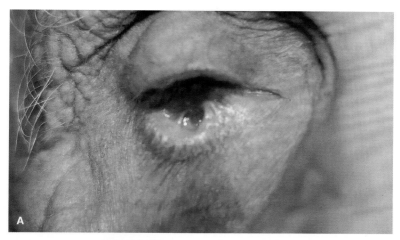

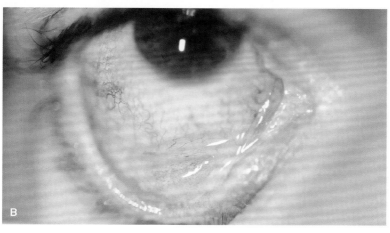

图7-1　**眼部瘢痕性类天疱疮**。(A)严重病例中出现瘢痕性睑球粘连。(B)疾病早期,结膜瘢痕不明显,如果不仔细检查穹隆部疾病可能被忽略。(待续)

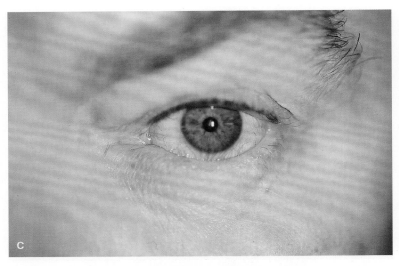

图7-1 （续）**眼部瘢痕性类天疱疮**。(C)继发于类天疱疮结膜瘢痕的下睑内翻。（待续）

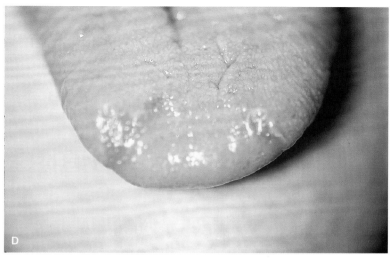

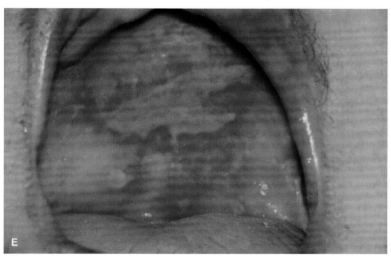

图7-1 （续）**眼部瘢痕性类天疱疮**。(D, E) 活动期眼部瘢痕性类天疱疮患者常出现口腔溃疡，有助于进一步明确诊断。

（雷海珠 涂惠芳 译 明维 校）

第 2 部分 泪道

第 8 章

泪道阻塞

先天性泪道阻塞

先天性鼻泪管阻塞

先天性鼻泪管阻塞在新生儿中的发病率为2%~6%,但大部分患儿在出生后3~4周会自行畅通。慢性脓性分泌物是护理人员要面对的主要问题,但随着时间的延长,大部分患者会自愈。

病因学和流行病学

- 年龄:先天性。
- 性别:男女均等。
- 病因:泪道远端发育不全,Hasner瓣膜性阻塞。

病史

- 2%~6%的足月儿出生后3~4周出现单眼或双眼慢性黏性分泌物排出,并将睫毛黏附在一起。

- 大多数阻塞会在出生后6~12个月自行畅通。

查体

- 诊断主要依据病史。
- 查体可见泪膜增厚和部分睫毛结痂。
- 按压泪囊见脓液反流可帮助确诊,但并不常见。体检必须排除泪囊膨出或其他感染征象(图8-1)。

鉴别诊断

- 慢性结膜炎。
- 泪小点发育不全。
- 眼睑内翻。
- 倒睫。

治疗

- 治疗时间存在一定争议。
- 90%先天性鼻泪管阻塞患儿出生后12个月左右会自愈。

- 很多医生在这之前建议采取保守治疗，包括泪囊按摩和局部使用抗生素，帮助脓液排出。

- 全身麻醉下泪道探通和泪道冲洗对90%的患儿有效。治疗无效的患儿需要进行硅胶泪道置管术，伴或不伴球囊扩张。

- 少数患者需要行鼻腔泪囊吻合术。

预后

- 治疗效果很好。但在患儿有脓性分泌物排出的情况下说服家属等待病情自行缓解是一个难题。

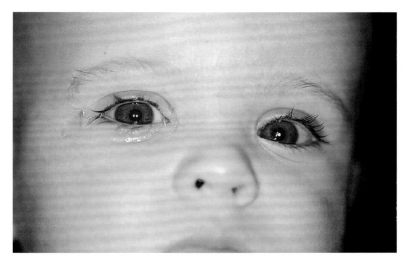

图8-1　**先天性鼻泪管阻塞**。患儿右眼因慢性脓液排出而引起眼睑红肿、睫毛结痂。可见泪膜增厚。很多先天性鼻泪管阻塞的患儿除了家长提供的病史外，无明显临床表现。

泪囊膨出

泪囊膨出是出生时内眦部的一种罕见病变，表现为泪液和黏液积聚在泪囊中。泪囊膨出会自行消退，但可能继发感染，因此需要密切观察。

病因学和流行病学

- 年龄：先天性。
- 性别：男女均等。
- 病因：泪道远端的 Hasner 瓣和近端的 Rosenmüller 瓣阻塞，使羊水和（或）泪囊杯状细胞产生的黏液积聚在泪囊。

病史

- 出生时在内眦韧带下方发现囊性肿块。

查体

- 内眦韧带下方可见突出的囊性肿块（图8-2）。
- 如果肿块发生在内眦韧带上方，需要考虑其他病因。
- 如果双侧出现肿块，需进行鼻部检查，考虑呼吸道阻塞可能。

鉴别诊断

- 血管瘤。
- 脑膜脑膨出。
- 泪囊炎。

治疗

- 局部按摩，观察1~2周。
- 多数患者会自行消退。
- 如果出现感染征象，或按摩2周后仍未消退，需要进行泪囊探通。

预后

- 良好。

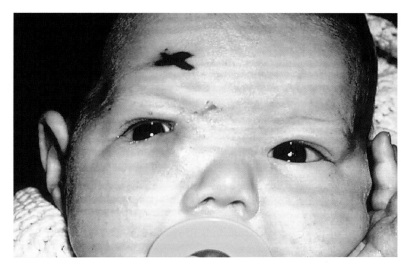

图8-2　**泪囊膨出**。右眼泪囊区可见一个体积较大的膨出肿物,质地较硬。泪囊探通和泪道冲洗后,阻塞缓解。

泪道瘘管

先天性泪道瘘管是泪道系统中出现与皮肤相通的额外开口，常位于泪小点的鼻下方。1/3瘘管患者同时伴泪道阻塞和长期脓性分泌物排出，其余患者常无明显症状。瘘管也可以是后天获得性的，这种情况通常与泪道阻塞合并感染有关。

病因学和流行病学

- 年龄：正如上文所述，典型患者为先天性，但获得性泪道瘘管可发生在任何年龄段。
- 性别：男女均等。
- 病因：泪道系统胚胎发育异常。获得性泪道瘘管（成人）常与泪囊炎引起的泪道狭窄有关。

病史

- 通常无明显症状，除外出现泪道狭窄。

查体

- 内眦处鼻下方可见细小的皮肤开口。
- 可能见到泪液从皮肤开口溢出（图8-3）。

鉴别诊断

- 需要判断是否伴有泪道狭窄。

治疗

- 如果有症状，可将衬有上皮的瘘管切除。如果合并泪道狭窄，需在切除瘘管的同时行鼻腔泪囊吻合术。
- 获得性瘘管在泪囊炎治愈后会逐渐消失。

预后

- 良好。

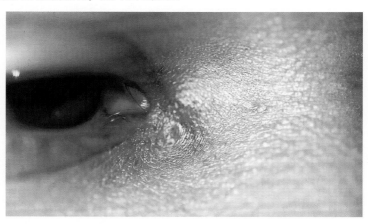

图8-3   先天性泪道瘘管。泪小点鼻内下方可见一个细小的皮肤开口，与泪道系统沟通。

获得性泪道阻塞

获得性鼻泪管阻塞

获得性鼻泪管阻塞的发病率随着年龄增长而升高。阻塞最常发生在鼻泪管。患者常表现为溢泪或感染，很多患者虽有鼻泪管阻塞但无明显症状。

病因学和流行病学

- 年龄：中老年人。
- 性别：多见于女性。
- 病因：泪道系统和（或）泪囊的退行性改变是最常见的原因。鼻眶部外伤或手术、鼻窦炎和泪囊炎同样能够引起。

病史

- 持续性溢泪，可能由间断性溢泪发展而来。多见于一侧，也可见于双侧。

查体

- 裂隙灯下发现泪膜增厚，伴泪液排泄试验异常。
- 确诊依靠泪道冲洗，表现为泪道冲洗液的阻断（图8-4）。

鉴别诊断

- 其他引起流泪的原因，例如：
  - 干燥性角膜炎。
  - 睑缘炎。
  - 眼睑外翻。
  - 泪小点异常。

特殊检查

- 在一些复杂病例和部分阻塞的病例中，泪囊造影可以帮助判断泪道狭窄情况。

治疗

- 有症状的完全性鼻泪管阻塞患者需行鼻腔泪囊吻合术。
- 部分阻塞的患者可行泪道球囊扩张术或泪囊鼻腔吻合术。

预后

- 鼻腔泪囊吻合术的成功率可达90%。
- 泪道球囊扩张术的成功率为70%，而且引起的创伤更小，但是不能应用于完全性泪道阻塞。

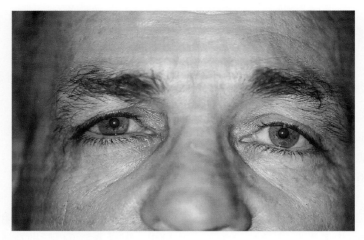

图8-4 **获得性鼻泪管阻塞**。获得性鼻泪管阻塞常无明显症状。过多的泪液流到面颊上，右眼可见轻度感染征象。如果泪囊炎同时伴有鼻泪管阻塞，可能出现眼部红肿。

泪小管阻塞

病因学和流行病学

- 年龄:任何年龄。
- 性别:多见于女性。
- 病因:外伤、结膜感染(流行性角结膜炎、疱疹)、c、全身化学治疗等。

病史

- 急性或缓慢出现的溢泪。

查体

- 泪膜增厚,眼睑位置正常,泪小管探查发现泪小管阻塞(图8-5)。

特殊事项

- 可能存在泪道其他部位或更远端的阻塞,如泪囊、鼻泪管等。

鉴别诊断

- 干燥性角膜炎。
- 睑缘炎。
- 眼睑外翻。
- 其他泪道系统异常。

治疗

- 硅胶管置入,伴或不伴鼻腔泪囊吻合术。

预后

- 相较于其他泪道远端阻塞,泪小管阻塞预后较差,术后成功率约50%,取决于发病原因及瘢痕的严重程度。

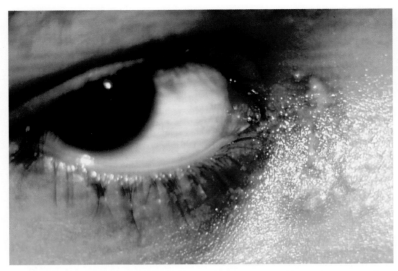

图8–5　**泪小管阻塞**。皮肤表面的单纯性疱疹是泪小管阻塞的唯一体征。泪道探查发现由单纯性疱疹病毒引起的泪小管瘢痕形成。

（谢杨杨　涂惠芳　译　　明　维　校）

第 9 章

泪道感染

泪囊炎

病因学和流行病学

- 年龄：常见于老年人，但任何年龄均可出现。
- 性别：多见于女性。
- 病因：各种原因引起的鼻泪管阻塞，使泪液积聚在泪囊中，引起感染。

病史

- 部分患者可能出现泪囊急性疼痛和肿胀。另外一些患者可能有慢性溢泪伴黏液分泌物以及泪囊区皮肤面按压痛的病史。
- 可能有迁移不愈的慢性结膜炎病史。

查体

- 泪囊区触之柔软是最常见的临床表现。
- 泪囊可因肿胀而扩张，也可能相对较小（图9-1A）。同样的，眶周肿胀程度和感染的严重程度有关。
- 如果感染严重，需要考虑眼眶蜂窝织炎可能（图9-1B）。
- 有些患者有轻微的慢性感染，压迫泪囊部可见脓液从泪小管反流。可能合并结膜炎。
- 急性炎症期不能行泪道探查和泪道冲洗。

特殊事项

- 如果患者主诉见血性液体流出，需进行影像学检查以排除泪囊肿瘤的可能。感染同样可引起血性液体流出。

鉴别诊断

- 泪囊肿瘤。

实验室检查

● 泪囊排出或吸出液体的细菌培养和药敏试验。

影像学检查

● 如果怀疑泪囊肿瘤,需进行CT或MRI检查。

治疗

● 首先控制急性感染,可全身使用抗生素和泪囊区热敷。

● 如果泪囊有脓肿形成,需要切开引流。

● 感染控制后,大部分患者需要进行鼻腔泪囊吻合术。

● 少数患者感染控制后泪道即处于开放状态,不需要行鼻腔泪囊吻合术。

● 同时有泪囊炎和泪道阻塞的患者,泪囊炎复发的可能性增高。

预后

● 良好,除外患者处于免疫抑制状态。

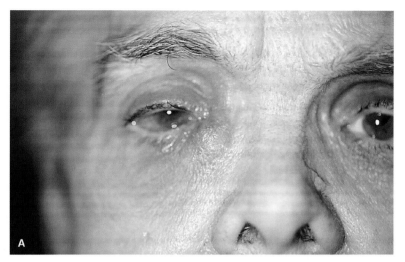

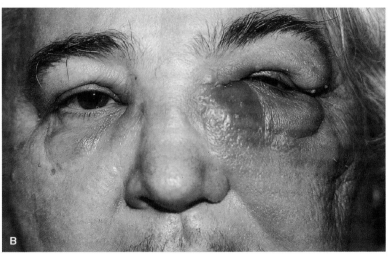

图9-1　**泪囊炎**。(A)患者,男性,68岁,泪囊区发现一个质地柔韧的肿块,伴周围组织蜂窝织炎。(B)较严重的泪囊炎伴周围前蜂窝织炎。

泪小管炎

泪小管炎是一种罕见的累及近端泪道系统的感染，可以是细菌或真菌感染，常无明显疼痛。诊断泪小管炎有一定难度，因为出现典型症状前常表现为慢性结膜炎。

病因学和流行病学

- 年龄：常见于老年人。
- 病因：泪道系统的异常引起结石形成和泪道感染。泪小管栓是引起泪小管炎的常见原因。几年前放置的泪小管栓是泪小管炎发病的一个潜在因素。

病史

- 长期脓液排出、溢泪、结膜炎、对局部抗生素反应较差。
- 需要询问患者是否接受过泪小点栓子植入术，以及植入栓子的种类。

查体

- 诊断有一定困难，除非将其考虑在内。
- 扩张的泪小点常红肿撅起，对疼痛敏感，泪道探查时需要轻柔操作。

- 可能存在滤泡性结膜炎和长期脓液排出史。
- 压迫泪小管可见脓液或结石排出（图9-2A和B）。
- 泪小管压痛更有可能与感染性因素有关，而不太可能与留置于泪小管中的泪点栓有关（图9-2C和D）。

鉴别诊断

- 慢性结膜炎。
- 泪小点栓子外移位。
- 泪小管栓子。
- 泪囊炎。

实验室检查

- 泪小管排出液细菌培养和药敏试验有助于治疗。

治疗

- 热敷和局部或全身使用抗生素是首要治疗方式。
- 多数患者有泪小管结石或栓子残留，如果不切开泪小管引流，容易复发。

预后

- 正确诊断后预后良好。泪道系统远端的继发阻塞会引起复发。

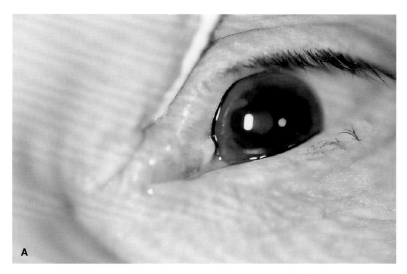

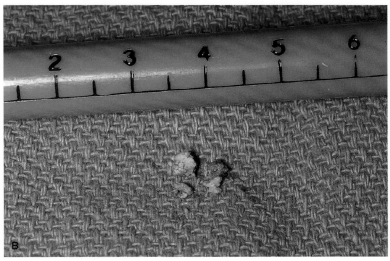

图9-2　**泪小管炎**。(A)红肿、柔韧的上泪小管,压迫后见脓性液体流出。(B)开放泪道后见泪道结石。(待续)

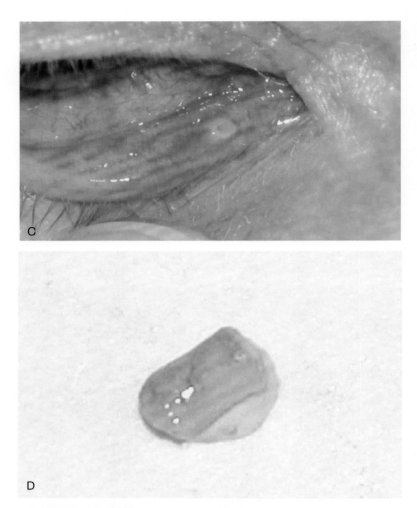

图9-2　(续)**泪小管炎**。(C)泪小管栓引起的泪小管炎(栓子见图9-2D)。(D)引发泪小管炎后被取出的栓子。

（谢杨杨　涂惠芳　译　　明维　校）

第10章

泪囊肿瘤

引言

泪囊肿瘤是一种罕见疾病，良性和恶性肿瘤的发病机制各异。任何泪道狭窄或泪囊炎均可能发展成为泪囊肿瘤。当出现泪道阻塞伴有血性液体溢出或流鼻血时，需要考虑泪囊肿瘤的可能。

病因学和流行病学

- 年龄：成年人。
- 病因：鳞状细胞乳头状瘤和鳞状细胞癌是最常见的原因。
- 病因包括：
  - 淋巴瘤。
  - 良性鳞状细胞乳头状瘤。
  - 良性移行细胞乳头状瘤。
  - 移行细胞癌。
  - 鳞状细胞癌。

病史

- 患者常表现为慢性或急性泪囊炎或泪囊区肿块。
- 出现泪囊炎伴血性液体溢出，需要警惕泪囊肿瘤可能。
- 典型的泪囊肿瘤常出现在内眦韧带上方，但早期可仅表现为泪囊炎。

查体

- 临床表现各异，可与泪囊炎症状一致，也可表现为泪囊区肿块。
- 可在鼻腔泪囊吻合术中发现肿瘤，之前无任何临床表现。
- 如果怀疑泪囊肿瘤，需要耳鼻喉专科医生协助判断肿瘤范围，并进行CT和（或）MRI扫描（图10-1）。

鉴别诊断

- 泪囊炎。

实验室检查

- 泪囊肿物活检，泪囊造影也有助于诊断。

影像学检查

- 如果怀疑泪囊肿瘤，需要进行CT或MRI扫描。可能无法判断是泪囊肿瘤还是继发于感染的泪囊扩张，但泪囊肿瘤常表现为腐蚀性肿块。

治疗

- 对于任何良性或恶性泪囊肿物，完全切除病灶非常重要。

- 通常与耳鼻喉科一起治疗这些病例。
- 需要进行术中切缘冰冻切片以确保完全切除。
- 良性乳头状瘤可能复发并恶变，淋巴瘤对放射治疗较敏感。
- 仔细的长期随访对任何泪囊肿瘤都很重要。

预后

- 复发并不少见。
- 50%的移行细胞和鳞状细胞癌可能复发，复发患者中50%可能致命。

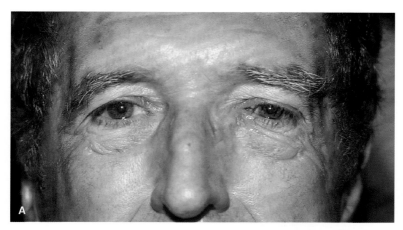

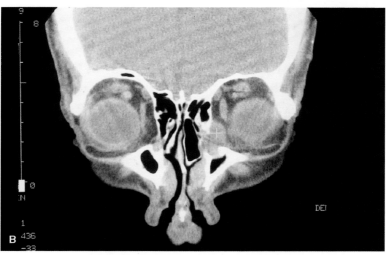

图10–1　**泪囊肿瘤**。(A)该患者左侧泪囊区饱满,伴血性液体溢出。(B)冠状位CT扫描显示泪囊窝肿物,活检提示为淋巴瘤。

（谢杨杨　涂惠芳　译　　明维　校）

第3部分　眼眶

第11章

眼眶感染性疾病

眼眶蜂窝织炎

眼眶蜂窝织炎是眼科急症，需要及时诊断和治疗。严重者感染可在数小时内迅速进展，严重患者可能会有生命危险。

病因学和流行病学

- 年龄:所有年龄。
- 性别:男女均等。
- 病因:鼻窦炎是最常见的原因，其他原因包括皮肤感染或皮肤伤口、口腔感染和泪囊炎等。

病史

- 1~3天进行性加重的眼周组织肿胀。
- 可能发生在上呼吸道感染之后。
- 患者可能有鼻窦感染病史。

查体

- 眼睑红肿、球结膜水肿、眼球运动受限、眼球运动疼痛和眼球突出,提示眼眶蜂窝织炎。
- 这些症状会在24~48小时内进行性加重。
- 随着感染加重,视力会受到影响。
- 患者可能出现发热或白细胞增多。
- 眼眶蜂窝织炎与眶隔前蜂窝织炎的鉴别非常重要,后者仅表现为眼睑红肿(图11-1)。

影像学检查

- CT扫描对眼眶蜂窝织炎的诊断意义不大,但可用来寻找感染源(例如,鼻窦炎、眼眶脓肿)和排除其他病变,如眼眶肿瘤。
- 如果CT扫描发现合并鼻窦炎,需进行引流。

- 眶内异物或眼眶脓肿需要进一步手术治疗。

特殊事项

- 眼眶蜂窝织炎需要及时和积极的治疗，防止感染扩散引起海绵窦静脉血栓，威胁生命。

鉴别诊断

- 眶隔前蜂窝织炎。
- 眼眶炎性假瘤。
- 眼眶脓肿。
- 藻菌病。
- 眼眶动静脉畸形（瘘）
- 转移性眼眶肿瘤。

实验室检查

- 血常规检查：白细胞计数可能正常。
- 血培养的价值仍存在一定争议。

治疗

- 立即静脉使用广谱抗生素，进行眼眶影像学检查，在最初的24~48小时内严密观察病情进展。

预后

- 良好。少见由眼眶脓肿或海绵窦静脉血栓形成引起的并发症。

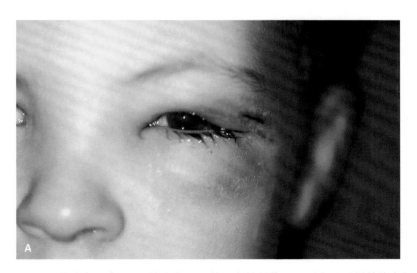

图11-1　眶隔前蜂窝织炎。（A）该患儿左眼外上方被划伤，2天后出现眶隔前蜂窝织炎。眼球运动正常。48小时内予抗生素治疗，效果明显。（待续）

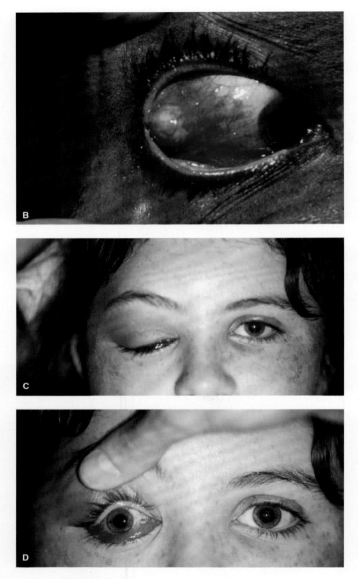

图11-1 （续）**眶隔前蜂窝织炎**。(B)早期发生的蜂窝织炎,与结膜下脓肿有关,需要切开引流,口服抗生素和使用抗生素滴眼液。(C~F)左眼肿胀伴眼眶蜂窝织炎2天,左眼因肿胀无法睁开,撑开后见眼球运动受限和球结膜水肿。48小时内予静脉使用抗生素治疗,症状明显改善。(待续)

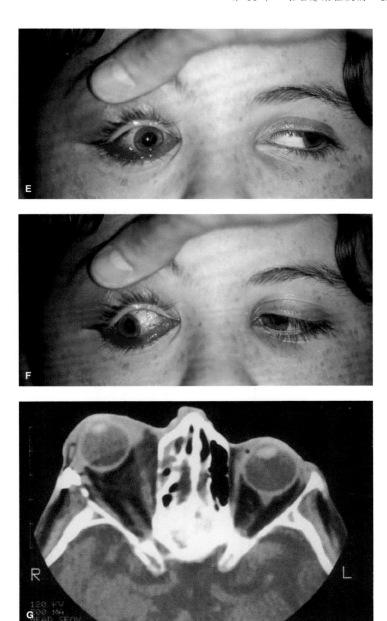

图11-1　(续)**眶隔前蜂窝织炎**。(G)CT扫描显示左眼球突出和鼻窦炎,与眼眶蜂窝织炎的临床诊断一致。

眼眶脓肿

眼眶脓肿是鼻窦炎和眼眶蜂窝织炎的一种罕见并发症。如果静脉使用广谱抗生素治疗后，眼眶蜂窝织炎仍无好转，需要进行影像学检查以判断是否存在眼眶脓肿。

病因学和流行病学

- 年龄：所有年龄。
- 性别：男女均等。
- 病因：鼻窦疾病是骨膜下脓肿最常见的原因。少数情况下，眶内异物也可能成为病因，尤其当脓肿位于眶内(尤其是肌锥内脓肿)时需要考虑眶内异物可能。

病史

- 眼眶蜂窝织炎，正确使用抗生素后病情无好转。
- 患者有长期的鼻窦炎病史。

查体

- 体征同眼眶蜂窝织炎，静脉使用抗生素后症状无好转。
- 眼球可因脓肿存在发生移位。
- 眼眶影像学检查有助于脓肿的诊断(图11-2)。

影像学检查

- CT/MRI扫描显示骨膜下致密影，常与感染鼻窦相邻。少数情况下，脓肿会发生在肌锥内。

鉴别诊断

- 眼眶蜂窝织炎。
- 藻菌病。
- 海绵窦静脉栓塞。
- 眼眶炎性假瘤。

实验室检查

- 血常规检查；脓液培养。

治疗

- 多数患者需要立即进行脓肿切开引流，并静脉使用广谱抗生素。
- 如果患者有严重的鼻窦炎，需同时手术治疗。
- 9岁以下患儿发生眼眶脓肿仅需要静脉使用抗生素，严密观察病情进展。

预后

- 及时和积极的治疗后常预后良好。
- 眼眶脓肿可能会引起视力丧失、眼球运动障碍或严重的中枢神经系统(CNS)并发症。

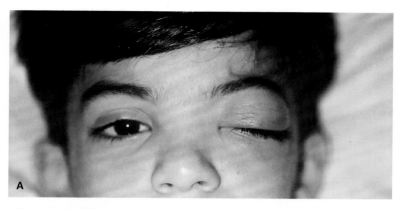

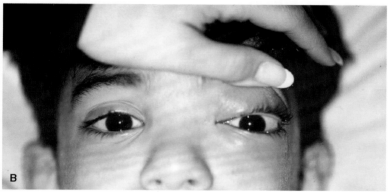

图11-2 **眼眶脓肿。**(A)患儿主诉左眼睑肿胀2~3天。(B)有5mm眼球突出和运动受限。
(待续)

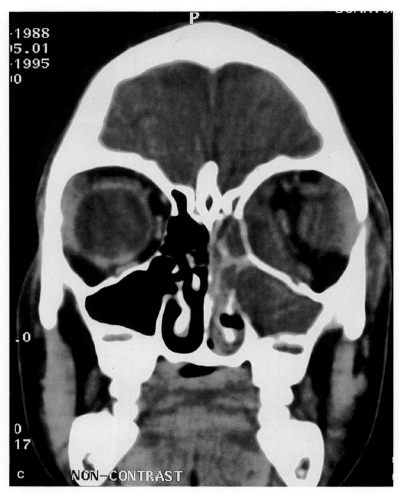

图11-2 （续）**眼眶脓肿**。(C)CT扫描显示全鼻窦炎性改变伴眼眶内侧脓肿形成，需要切开引流。（待续）

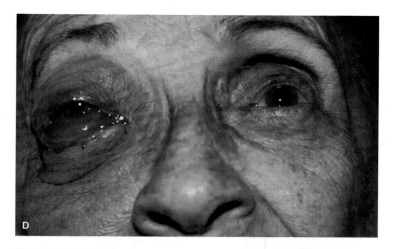

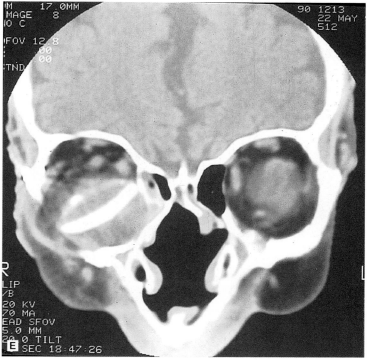

图11-2　(续)**眼眶脓肿**。(D)患者主诉右眼红肿数周。(E)CT扫描显示眶底植入物周围
脓肿。

坏死性筋膜炎

坏死性筋膜炎(NF)是一种罕见而严重的软组织感染,以皮肤坏疽、化脓性筋膜炎和血管血栓形成为特征。眶周 NF 是一种进展快速、高度破坏性的微生物感染,可累及眶周组织的皮肤、皮下和深层软组织,以及肌肉。

病因学和流行病学

- 年龄:多见于成人,儿童罕见。
- 性别:男女比例为(2~3):1。
- 病因学:NF 是一种多微生物软组织感染,最常见的病菌是 A 组溶血性链球菌。患者在发病前通常有皮肤穿透性创伤或手术史,但这些损伤可能非常小。致病菌感染后导致血管血栓形成和组织液化性坏死。这种组织环境更易于细菌进一步繁殖。

病史

- 近期有外伤史的发热患者,眼周围皮肤出现潮红、紧张和肿胀。
- 病情进展迅速。
- 患者通常有某种形式的免疫损害,通常是酒精中毒。
- 局部常有与体征不相符的疼痛,特别是在发病的早期。

查体

- 最初体征是眶周皮肤潮红色、紧张和肿胀(图 11-3)。
- 感染在皮下扩散,继而发展为皮肤发绀。
- 数天内可进展为环状黑色坏死痂和皮肤斑块。
- 患者出现发热和白细胞增多。
- 眶周 NF 通常起源于眶周皮肤,并可向眼眶内进展。

影像学检查

- 首选 CT 扫描,呈现类似蜂窝织炎的软组织增厚和密度增加。早期,CT 表现也可能正常。
- 软组织空气和筋膜积液较为典型,但也并不是每例患者都会出现。

特殊事项

- 积极和及时地识别和治疗 NF 至关重要。早期清除坏死组织和细菌负荷是治疗成功的关键。
- 患者病情可能很严重,通常需要在重症监护病房(ICU)进行非常密切的观察。
- NF 的致死率为 8%~10%。

鉴别诊断

- 眶隔前蜂窝织炎。
- 眶蜂窝织炎。
- 眼眶炎症和血管炎。
- 眼眶脓肿。
- 藻菌病。

- 眼眶转移性肿瘤。

实验室检查

- 白细胞计数。
- 血培养。
- 受累组织做冰冻切片，寻找细菌和坏死灶以明确诊断。
- 细菌培养、革兰染色、伤口边缘敏感度检查。

治疗

- 及时运用Ⅳ型广谱抗生素。然而，抗生素并不能穿透坏死组织，所以除非是非常轻微的感染，否则使用抗生素的同时必须联合外科清创。
- CT 扫描确定对侧眼眶或鼻窦感染范围。
- 治疗潜在的系统性代谢失衡。通常在 ICU 开始治疗患者。
- 早期广泛的组织清创手术是成功治疗这些患者的关键。尽可能在 12 小时内清创。随着时间的推移，可能需要多次进行清创术。

预后

- NF 的死亡率为 8%~10%。愈合后患者很有可能出现视力丧失、眼睑和周围组织的瘢痕和畸形。

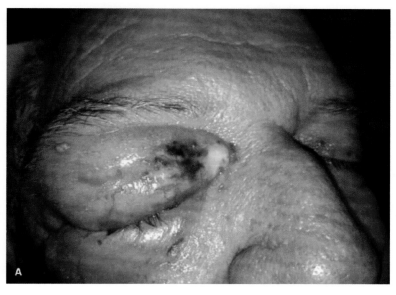

图 11-3　**坏死性筋膜炎**。(A)患者右眼迅速出现肿胀和疼痛。(待续)

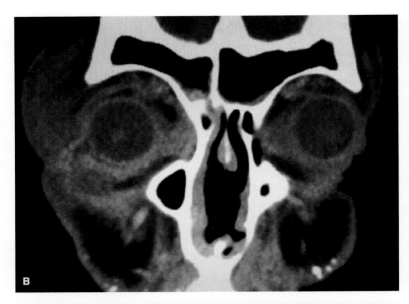

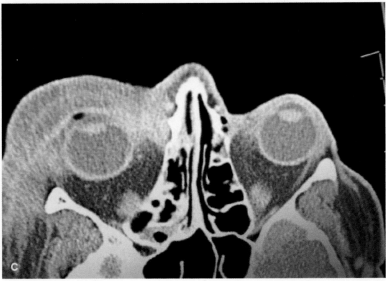

图 11-3　（续）**坏死性筋膜炎**。(B)CT 扫描显示眼眶和眼睑肿胀。注意眼眶内的气体。(C)矢状面 CT 显示眶内气体。（待续）

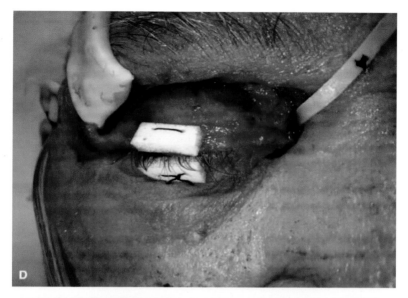

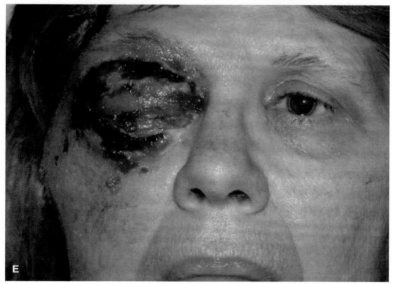

图 11-3　(续)**坏死性筋膜炎**。(D)清创术后。(E)严重 NF 伴皮肤坏死。(待续)

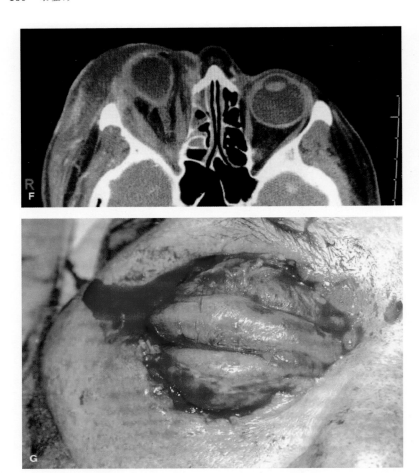

图 11-3　(续)**坏死性筋膜炎**。(F)CT 扫描显示严重眼眶受累,眼眶内有气体,视神经隆起。(G)第一次清创术后。(A to D courtesy of Michael P. Rabinowitz, MD.)

藻菌病（毛霉菌病）

藻菌病是一种罕见的、威胁生命的真菌性感染，常发生在虚弱的、免疫抑制的患者，最常见于血糖控制不佳的糖尿病患者。感染最先发生在鼻咽或鼻窦，继而侵及眼眶。积极的治疗能够显著提高该病生存率。

病因学和流行病学

- 年龄：成年人。
- 性别：男女均等。
- 病因：真菌从鼻窦或鼻部侵及眼眶。真菌侵犯血管壁，引起血栓、缺血和真菌播散。

病史

- 患者常有严重的鼻窦疼痛和进行性加重的眼眶组织肿胀。
- 发生这种感染的患者常处于免疫抑制状态。
- 最常发生在血糖控制不佳的严重糖尿病患者中，还可见于恶性肿瘤、化学治疗和长期使用激素的患者。

查体

- 眼球突出伴眶尖综合征是最常见的体征。
- 晚期可见鼻腔内黑色焦痂，但不是确切的诊断性体征。
- 患者全身情况较差（图11-4A和C）。

影像学检查

- CT扫描显示鼻窦疾病，有时可较轻微（图11-4B和D）。
- 需要进行MRI钆增强以判断病变是否侵犯海绵窦（图11-4E）。

病理学

- 诊断依靠组织活检。
- HE染色可见无间隔的、大分支杆菌丝，与常见的真菌感染不同。

鉴别诊断

- 眼眶蜂窝织炎。
- 眼眶炎性假瘤。
- 海绵窦静脉栓塞。

实验室检查

- 血糖检查、白细胞计数。

病理生理学

- 发生在免疫抑制宿主的机会性真菌感染。

治疗

- 控制全身疾病，静脉使用两性霉素B，清除坏死病灶，必要时行眶内容物剜除。

预后

- 不佳。
- 取决于患者全身疾病情况，疾病常威胁生命。

- 即使病情被控制，受累眼常出现　视力丧失。

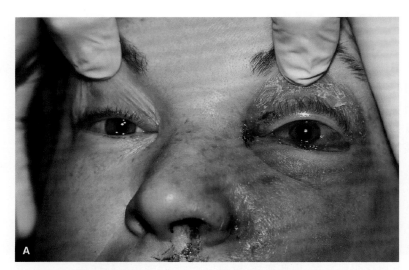

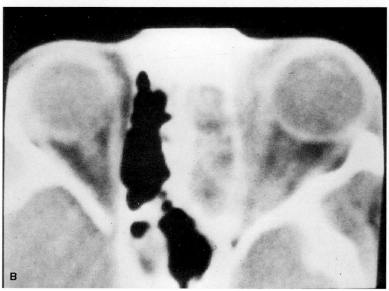

图11-4　**藻菌病**。(A)患者血糖控制不佳,鼻窦炎病史1周。眼球固定,伴视网膜中央动脉栓塞,颊部可见暗性红斑。(B)CT扫描显示弥漫性鼻窦病变,侵犯眼眶。鼻窦组织活检提示毛霉菌感染。(待续)

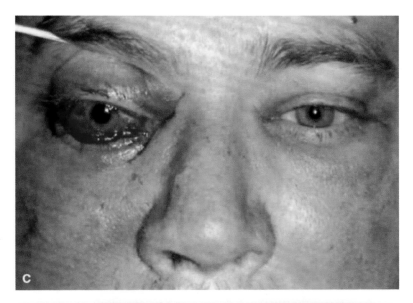

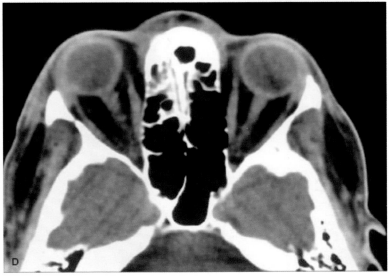

图11-4　（续）**藻菌病**。(C)第二例患者右眼表现类似。(D)CT扫描显示患者鼻窦受累,活检提示有真菌感染。(待续)

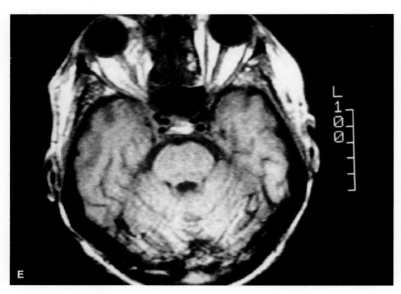

图11-4 （续）**藻菌病**。(E)MRI显示左侧筛窦轻度受累和眼球突出，活检发现为藻菌病。(C to E courtesy Jacqueline Carrasco, MD.)

曲霉菌病

曲霉菌病的发生呈两种形式,一种与藻菌病非常类似(见前一章节),发生在免疫抑制的患者,预后不佳;另一种发生在有慢性鼻窦炎和过敏性鼻窦炎的患者,预后较好。

病因学和流行病学

- 年龄:成年人。
- 性别:男女均等。
- 病因:发生在鼻窦的机会性感染,可侵犯眼眶。主要表现为两种形式,一种与藻菌病非常类似,发生在免疫抑制的患者;另一种以"过敏"的形式发生在免疫功能正常的慢性鼻窦炎和过敏性鼻窦炎患者。鼻窦中充满黏蛋白和真菌,可能会侵蚀骨壁。

病史

- 曲霉菌病可与藻菌病类似,发生在免疫抑制的患者。
- 也可发生在慢性鼻窦疾病的患者中,但17%的患者会累及眼眶,根据毗邻鼻窦的病变出现相应眼眶表现。

查体

- 临床表现取决于感染的形式。
- 免疫抑制的患者临床表现与藻菌病一致,只有活检结果不同。
- 以过敏形式发生的患者仅有少数会出现眼眶症状。
- 临床表现各不相同,可表现为眼球移位或眶尖综合征,取决于感染的部位和累及途径(图11-5)。

影像学检查

- CT扫描显示鼻窦病变,累及眼眶。
- MRI有助于判断眼眶病变范围,判断是否累及中枢神经系统。
- 以过敏形式发生的患者,CT扫描常显示鼻窦充满增强衰减的斑驳区域。
- 可能有骨质重塑,甚至侵蚀。
- MRI T2加权图像显示无信号区(图11-5B和C)。

病理学

- 诊断依靠组织活检。
- Gomori六胺银染色可见有间隔的、宽度均匀的分支菌丝。

鉴别诊断

- 鼻窦炎伴黏液囊肿。
- 藻菌病。
- 转移性眼眶肿瘤。

实验室检查

- 免疫抑制的患者血液检查可能发现酮症酸中毒、白细胞减少症等,取决于免疫缺陷的病因。
- 以过敏形式发生的患者可能有外周血嗜酸性粒细胞增多症、IgE增高和皮肤真菌过敏测试阳性。

治疗

- 免疫抑制的曲霉菌病患者的治疗方式同藻菌病(见前一章节)。
- 清除感染鼻窦和眼眶中的黏蛋白和真菌可有效治疗以过敏形式发生的

患者。

预后

- 免疫抑制的患者预后不佳。
- 以过敏形式发生的患者接受适当治疗后预后良好。

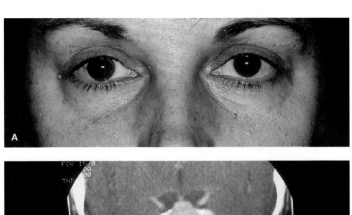

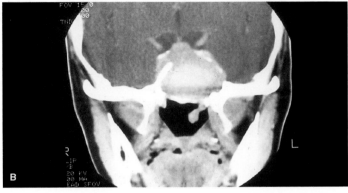

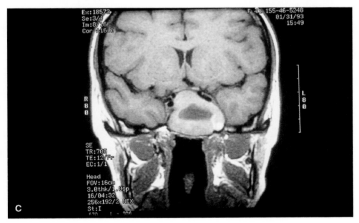

图11-5　**曲霉菌病**。(A)患者45岁,左眼视力丧失,伴左眼球轻度突出,无其他眼眶阳性体征。(B)CT扫描显示蝶窦巨大肿块,侵入海绵窦。(C)MRI显示曲霉菌病典型的无信号区。经鼻内镜鼻窦术摘除肿块后,视力恢复正常。

(陆秀兰　喻长泰　译　　明维　校)

第12章

眼眶炎症性疾病

甲状腺眼病

甲状腺眼病(TED)是成人眼球突出最常见的原因,轻者可表现为眼睑退缩,重者会出现眼球突出,伴视神经压迫和暴露性角膜炎。在病程早期,TED较难诊断,随着病情的进展,眼部体征逐渐明显。

病因学和流行病学

- 年龄:少见于儿童,以成年人为主。
- 性别:女性发病率是男性的5~8倍。
- 病因:发病机制不详的自身免疫性炎症,累及眼睑和眼眶组织。

病史

- 最初表现为非特异性的眼部刺激症状,伴眼睑退缩、眼睑迟滞、眼睑肿胀和眼球突出。
- 患者发现晨起症状最严重,一天内逐渐减轻。许多患者有甲状腺功能异常,但高达30%的患者出现症状时甲状腺功能正常。

查体

- TED的早期症状无特异性,在疾病早期较难诊断。
- 眼睑退缩和眼睑迟滞是早期体征,有助于确诊。
- 随着疾病的进展,球结膜水肿、眼球突出和眼球运动受限伴复视会逐渐加重。
- 晚期体征包括视神经压迫引起的视力下降和严重的暴露性角膜炎(图12-1A~F)。

影像学检查

- CT扫描显示下直肌增粗,而肌腱正常。
- 下直肌是最常受累的肌肉,内直肌和上直肌次之。

- 外直肌较少受累。不需进行CT扫描确诊,TED可通过临床表现诊断。
- CT扫描有助于确诊非典型病例,在术前或放射治疗前评估视神经压迫情况(图12-1G和H)。

特殊事项

- 病程和疾病严重程度各不相同。
- 患者可能存在轻微的炎症,数月内都无进展,也可能有严重的炎症反应,在数月或数年内出现眼球突出、复视和视力丧失。
- 吸烟患者的病程和疾病严重程度更重。

鉴别诊断

- 眼眶炎性假瘤。
- 眼眶蜂窝织炎。
- 眼眶淋巴瘤。
- 眼眶动静脉畸形。

实验室检查

- T3、游离T4及促甲状腺激素。

病理生理学

- TED是一种以眼眶成纤维细胞为主要靶细胞的慢性炎症过程,成纤维细胞活化导致眼外肌和眼眶脂肪中透明质酸和葡糖胺聚糖的积聚,最终导致这些组织形成瘢痕和功能障碍。有关这一免疫过程的复杂细节目前仍在进一步研究中。

治疗

- 控制炎症反应有助于控制纤维化程度和疾病严重程度。
- 全身使用糖皮质激素有助于减轻炎症反应,但由于长期使用该激素存在副作用,因此该方法仅作为短期治疗方法。
- 病情控制后,部分患者的眼部炎症反应减轻,但已发生的眼部纤维化改变不会消失。
- 任何严重的活动期患者都可以考虑放射治疗(除外糖尿病视网膜病变)。
- 眼眶放射治疗的使用仍存在争议。
- 也可选择眶内激素注射治疗和短期大剂量激素静脉冲击治疗。
- 免疫抑制剂(如利妥昔单抗)的治疗效果仍在探索阶段。关键是多样化的生物制剂在发生明显的眼眶变化之前应用才有可能阻止炎症过程。
- 活动期结束后,可手术矫正眼球突出、复视和眼睑异常(图12-1I和J)。
- 可以进行眼眶减压、眼外肌和眼睑手术。
- 炎症反应严重的患者和视神经病变或角膜失代偿的患者需要尽快行眼眶减压手术。

预后

- 良好,但部分患者需要多次手术治疗,病情严重的患者治疗过程较长。吸烟者的病程更长、更严重。

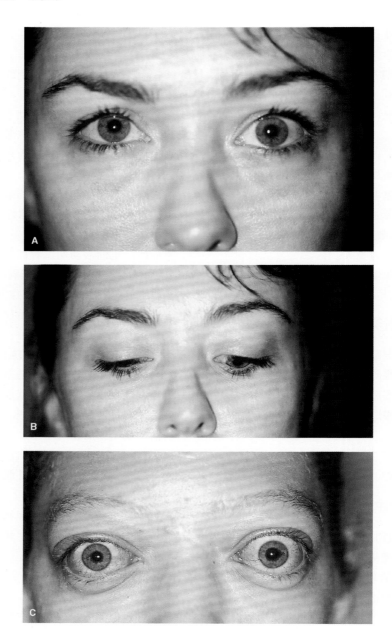

图12-1 甲状腺眼病。(A)早期甲状腺相关眼病患者,左眼睑轻度退缩。(B)向下看时存在眼睑迟滞。(C)患者20岁,出现严重的眼球突出、眼睑退缩和暴露性角膜炎。(待续)

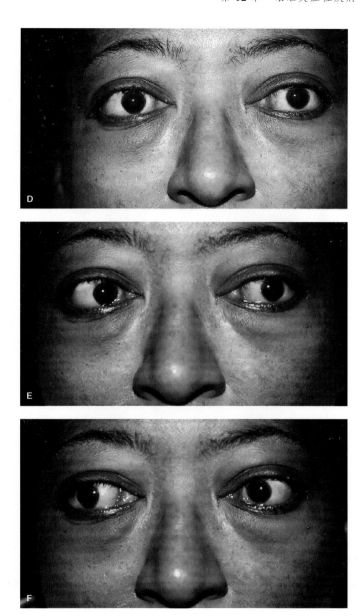

图12-1　(续)**甲状腺眼病**。(D~F)患者45岁,双眼水肿进行性加重,伴复视和近期视力下降,查体发现双眼眼球突出、球结膜水肿和运动受限,由于视神经压迫引起视力下降,视力为20/80。(待续)

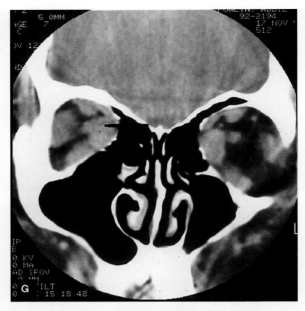

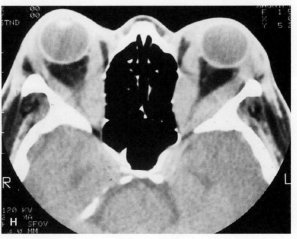

图12-1　(续)**甲状腺眼病**。(**G,H**)CT扫描显示眼外肌增粗,眶尖结构拥挤,患者接受了眼眶减压手术,术后视力恢复正常。(待续)

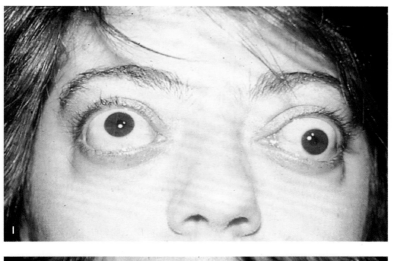

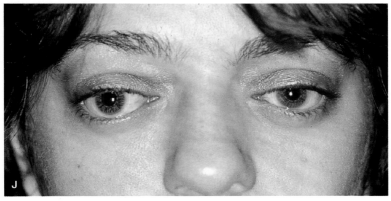

图12-1　(续)**甲状腺眼病**。(I)严重的甲状腺相关眼病患者。(J)3年内经多次手术治疗，症状显著改善。

非特异性眼眶炎症（眼眶炎性假瘤）

病因学和流行病学

- 年龄：儿童和成人。
- 性别：男女均等。
- 病因：按照定义该炎性过程与全身病变无关，发病原因不详。

病史

- 急性发作的眼眶疼痛，常伴眼球突出、眼部红肿和眼球运动受限。
- 症状取决于具体的病变部位，但所有患者都有疼痛表现。
- 成人常为单眼发病，儿童可双眼发病。

查体

- 可先出现急性炎症反应，表现为急性眼睑和眼球红肿。
- 可表现为肌炎伴眼球运动障碍和眼球运动疼痛，也可表现为巩膜炎、泪腺炎，如果发生在眶尖，外部症状不明显，但会有明显的疼痛、眼球运动障碍和视力下降。
- 临床表现各异，取决于受累组织。眼眶炎性假瘤的患者可能有发热和白细胞增多（图12-2）。

影像学检查

- CT扫描显示受累组织增粗，如外直肌增粗、巩膜增厚、泪腺增大或眶脂浸润。

特殊事项

- 少数情况下，炎症反应较轻，发展为慢性纤维化过程，称为硬化性炎症性眼眶假瘤。
- 这种情况下，一般的抗炎治疗效果不明显，因为炎症反应较轻。
- 一些全身性疾病，如结节病，可能出现类似的表现。
- IgG4相关性眼病的表现与特发性眼眶炎症相似，但有全身表现，诊断需组织活检。

鉴别诊断

- 眼眶蜂窝织炎。
- 甲状腺相关眼病。
- IgG4相关性眼病。
- 淋巴瘤。
- 结节病。
- 多灶性脉管炎性肉芽肿（Wegener肉芽肿）。
- 皮样囊肿破裂。
- 转移性疾病。

实验室检查

- 患者可能出现白细胞增多、嗜酸性粒细胞增多、红细胞沉降率（ESR）

升高和抗核抗体(ANA)阳性,但没有一个指标是诊断性的。

病理生理学

- 多形性细胞炎症反应，若不治疗或治疗无效,会进展为纤维化反应,随着时间的延长导致慢性瘢痕纤维化。

治疗

- 全身使用激素是主要的治疗方法。
- 症状会在24~48小时内好转。
- 病程越长,治疗时间也越长。
- 如果治疗效果良好，激素需要在4~6周内逐渐减量。
- 激素治疗无效的患者或多次复发的患者需要进行眼眶活检以明确诊断。
- 如诊断明确,可以考虑放射治疗。
- 免疫抑制剂同样可以使用在复发的患者。

预后

- 多数急性患者预后较好。
- 可能会复发。
- 炎症反应较轻的慢性患者治疗效果较差,病情可能会进展。

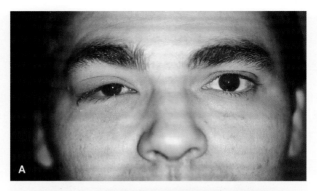

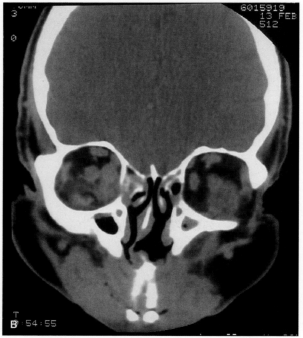

图12-2　**眼眶炎性假瘤**。(A)患者,男性,33岁,诉右眼红肿、疼痛5天,眼球运动时疼痛加重。右眼睑和眼眶组织红肿,触之疼痛,眼球运动受限。(B)眼眶内弥漫性浸润,内直肌轻度增粗。临床表现和CT扫描结果与眼眶炎性假瘤诊断一致。予口服泼尼松治疗,24小时内症状改善。(待续)

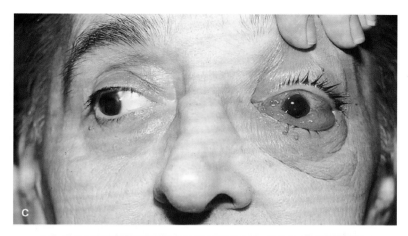

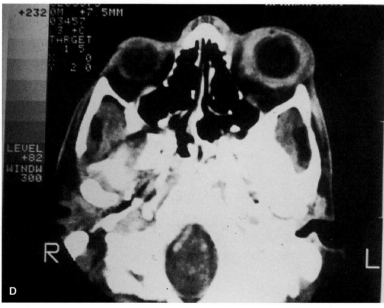

图12-2　（续）**眼眶炎性假瘤**。(C)巩膜炎表现:巩膜炎伴眼眶前部肿胀。(D)左眼弥漫性巩膜增厚。(待续)

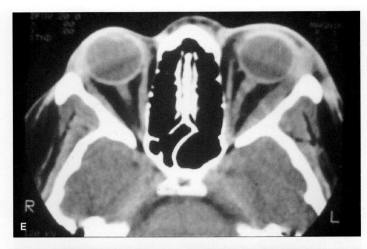

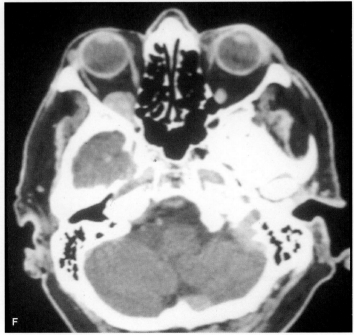

图12-2 （续）**眼眶炎性假瘤**。(E)CT扫描显示左眼外直肌弥漫性增粗，与肌炎表现一致。患者左眼内转和外转受限，伴眼球运动时疼痛。(F)CT扫描显示右眼眶尖炎症。查体发现右眼无明显红肿或眼球突出。可引起视力下降和眼球运动障碍，与眶尖综合征表现一致。

结节病

结节病可以多种形式发生在眼眶，伴不同程度的炎症反应。泪腺增大伴轻微炎症是最常见的形式。结节病更易引起急性肿胀，可累及巩膜、眼外肌和其他眼眶组织。

病因学和流行病学

- 年龄：任何年龄，最常见于成人。
- 性别：男女均等。
- 病因：多系统炎症性疾病，主要发生在非洲裔和斯堪的纳维亚后裔。

病史

- 最常表现为泪腺增大伴不同程度的炎症反应。

查体

- 双侧泪腺增大是最常见的表现。
- 眼外肌、视神经和眼睑皮肤受累较少见。
- 毗邻鼻窦炎症会继发眼眶受累。
- 需要评估全眼情况，寻找结节病的征象，包括葡萄膜炎（前部或后部）、虹膜结节或视网膜血管病变。
- 结膜肉芽肿和肉瘤样皮肤改变有助于结节病的诊断（图12-3）。

影像学检查

- CT扫描显示泪腺、眼外肌或其他累及组织增大。
- 需要进行胸部X线或胸部CT评估肺部情况以排除肺结节病。

特殊事项

- 多数结节病患者会有全身系统性疾病，伴肺部病变。
- 一些患者仅表现为眼眶受累，而无全身病变。

鉴别诊断

- 眼眶炎性假瘤。
- 泪腺炎。

实验室检查

- 血管紧张素转化酶升高可能有助于明确诊断。

治疗

- 常需要进行受累部位活检以明确结节病诊断。
- 如存在，可取结膜结节进行活检；如不存在，则取受累组织进行活检。
- 诊断明确后，需要仔细进行系统性评估，寻找是否存在其他部位的病变。
- 全身使用泼尼松是最常用的治疗方式，也可使用其他免疫抑制剂。
- 治疗的目的是控制疾病，无论是控制眼眶炎症还是肺部病变。

预后

- 大多数患者预后良好，但少数患者可能有严重的全身表现。
- 眼眶疾病可以是慢性和反复的。

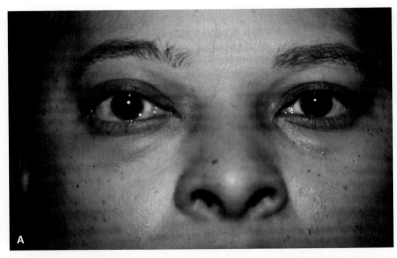

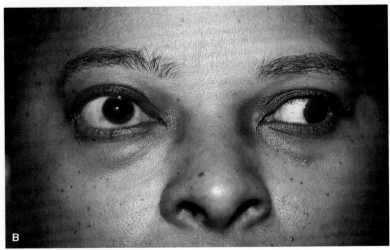

图12–3　眼眶结节病。(A,B)患者右眼球突出和复视,伴轻度疼痛,右眼内转受限。(待续)

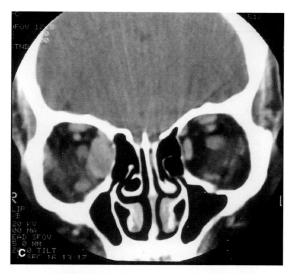

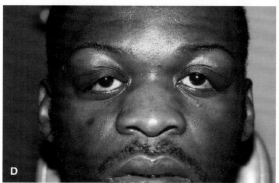

图12–3 （续）**眼眶结节病**。(C)CT扫描显示内直肌增粗。口服泼尼松对肌炎治疗有效，但易复发。组织活检提示结节病。(D)外观上可见双侧泪腺增大。（待续）

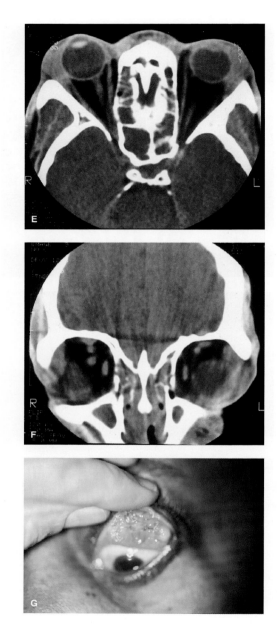

图12-3 （续）**眼眶结节病**。(E,F)水平位和冠状位CT扫描显示泪腺增大。活检提示结节病。
(G)结节病浸润眼睑和前部泪腺组织。眼睑下的浸润灶为棕黄色组织伴明显血管增生。

多灶性脉管炎性肉芽肿（Wegener肉芽肿）

多灶性脉管炎性肉芽肿（Wegener肉芽肿）可原发于鼻窦，继而侵犯眼球和眼眶，也可仅累及眼球，表现为巩膜炎、角膜炎、葡萄膜炎等。相关的全身病变可能危及生命，眼部受累可能导致失明和眼球摘除。

病因学和流行病学

- 年龄：以成人为主。
- 性别：男女均等。
- 病因：全身坏死性肉芽肿性血管炎，以呼吸道受累为特点，可累及主要器官的小血管。

病史

- 出现眼部症状时诊断可能仍不明确。
- 最常见的表现是从鼻窦蔓延至眼眶的骨侵蚀。
- 严重情况下，患者会表现为坏死性巩膜炎。

查体

- 表现为前部或后部巩膜炎，常为坏死性。
- 眼球突出伴或不伴眼眶炎症（图12-4A）。

影像学检查

- CT扫描显示从鼻窦蔓延至眼眶的骨侵蚀（图12-4B和C）。

鉴别诊断

- 鼻窦恶性肿瘤。

实验室检查

- 多灶性脉管炎性肉芽肿（Wegener肉芽肿）常可见抗中性粒细胞胞质抗体（尤其是c-ANCA）阳性。

病理学

- 病理学评估可见血管炎、肉芽肿性炎症和组织坏死。

治疗

- 免疫抑制剂治疗，尤其是糖皮质激素和环磷酰胺。

预后

- 预后多变。病变可进行性加重，危及生命。

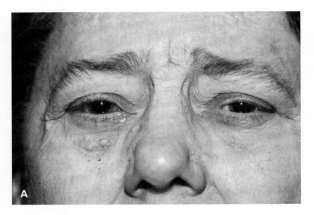

图12-4　多灶性脉管炎性肉芽肿(Wegener肉芽肿)。(A)患者表现类似眼眶炎性假瘤。
(待续)

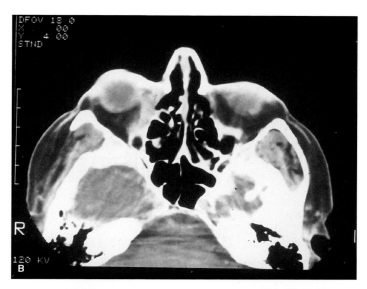

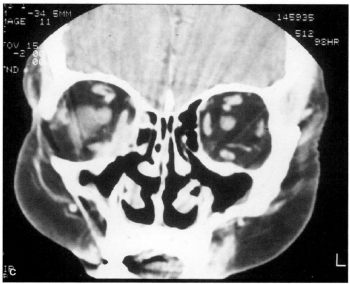

图12-4　（续）多灶性脉管炎性肉芽肿（Wegener肉芽肿）。(B,C)CT扫描显示病变累及下直肌和上颌窦。泼尼松治疗效果不佳,ANCA阳性,活检提示多灶性脉管炎性肉芽肿（Wegener肉芽肿）。

（陆秀兰 喻长泰 译　明维 校）

第13章

先天性眼眶异常

小眼球

小眼球是眼球发育缺陷，眼球体积小于正常眼，常有眼内结构异常。小眼球可以是轻度的，也可能因眼球太小而无视功能。

病因学和流行病学

- 年龄：先天性。
- 性别：男女均等。
- 病因：胚胎期脉络膜裂关闭不全引起的发育缺陷，使眼球体积小于正常眼，眼内结构异常(图13-1)。

查体

- 眼球体积较小，甚至外观上看不到眼球。
- 眼内结构异常，视力通常较差或无视力。

- 可能伴随囊肿形成，通常体积较大。
- 通常为单侧，少见双侧。

鉴别诊断

- 无眼球。

治疗

- 治疗目的在于刺激眼眶正常发育成熟。
- 如果眼球体积仅轻度减小，或存在较大的囊肿，眼眶生长发育可能正常。
- 但是，如果眼球体积很小，需要使用扩张器刺激眼眶生长。
- 有时需要真皮脂肪移植。

预后

- 即使积极治疗，这些患者仍常有眼眶发育不对称。
- 一般外观尚能被接受。

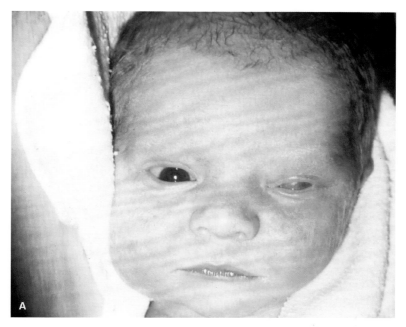

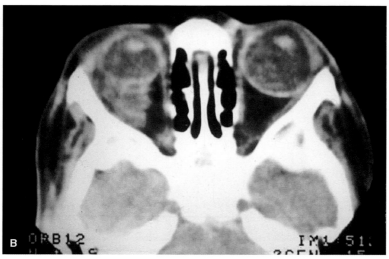

图 13-1 **小眼球。**(A)小眼球伴囊肿的患儿。(B)CT 扫描显示眼球较小伴囊肿形成。（待续）

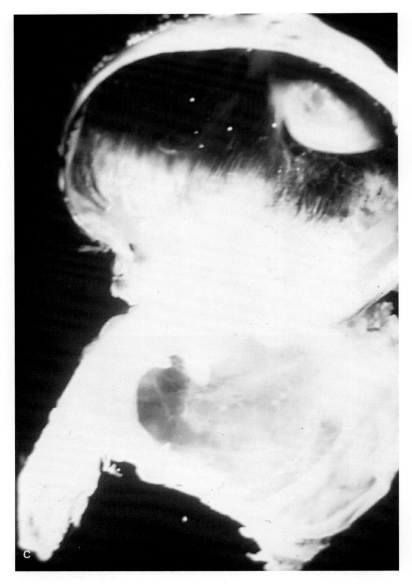

图 13-1 （续）**小眼球**。(C)病理标本显示囊性外翻来源于异常发育的眼球。

（雷海珠　喻长泰　译　　明维　校）

第14章

眼眶肿瘤

先天性眼眶肿瘤

皮样囊肿

皮样囊肿是一种常见于儿童的眼眶良性肿瘤。出生时即存在，常位于眼眶颞上眶缘，并逐渐增大。

病因学和流行病学

- 年龄：先天性，随着年龄增长逐渐变大。
- 性别：男女均等。
- 病因：胚胎发育过程中，表面上皮成分植入深部组织，继而形成囊肿，并逐渐增大。

病史

- 很多浅表的皮样囊肿通常在出生后1~2年被发现，随着生长变得越来越明显(图14-1A和B)。

- 较深的皮样囊肿，如位于眼眶内，常无明显表现，只有当其逐渐增大，出现渗漏或外伤破裂时才被发现。

查体

- 典型的浅表皮样囊肿位于眉弓外侧的颧额缝。
- 少数情况下，可位于眼眶中上部，甚至下睑。
- 肿物表面光滑、无触痛，逐渐增大。
- 有些可自由活动，有些固定在骨缝中。
- 较深的皮样囊肿可位于眼眶上方和(或)外侧。
- 哑铃状皮样囊肿常发生在颞窝，一部分位于眼眶内，另外一部分位于颞窝。
- 较深的皮样囊肿可表现为眼球突出，或因囊肿渗漏或破裂引起眼眶炎性反应(图14-1C)。

影像学检查

- CT扫描：不能增强的囊性肿块（图14-1D）。
- MRI：T1低信号，T2高信号（图14-1E）。

鉴别诊断

- 当肿块位于颞侧浅表时，很少有与之混淆的病变。如果位于眼眶深部，影像学检查常有助于诊断。

病理学

- 囊壁由角质化表皮组成，伴皮肤附件，如毛囊、皮脂腺。
- 囊肿内充满角蛋白和油脂。

治疗

- 手术需完整切除囊肿和囊壁。
- 囊肿破裂的风险增高时，需要手术切除。
- 当儿童学会行走，变得活泼好动后，有囊肿破裂风险。

预后

- 浅表的皮样囊肿预后良好。
- 较深的皮样囊肿被完全切除后，预后良好。

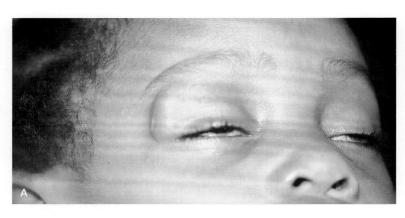

图14-1　皮样囊肿。(A)患儿1岁，颞上方眶缘可见一柔韧的、可推动的肿块。出生时即存在。(待续)

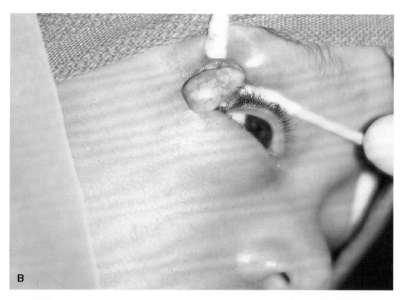

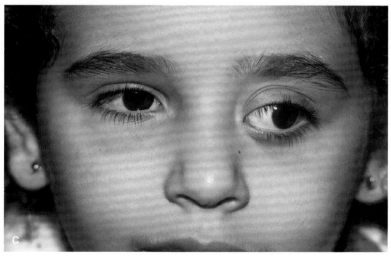

图14-1 （续）**皮样囊肿**。(B)经重睑皱襞切口切除肿块。(C,D)患儿5岁时,眼眶深部皮样囊肿引起眼球突出和移位。眼眶CT扫描见眶内肿物形成局部凹陷。位于眼眶深部的皮样囊肿直至患儿长大时才被发现。肿块被完整切除,患儿预后良好,无任何并发症发生。(待续)

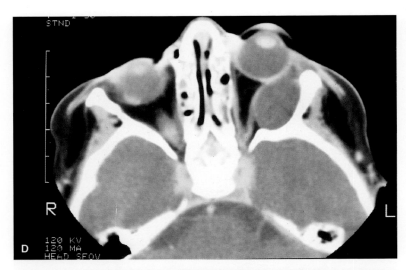

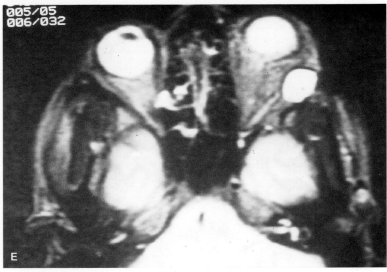

图14-1 (续)**皮样囊肿**。(D)眼眶CT扫描见囊性肿块伴骨性凹陷形成。(E)皮样囊肿的MRI检查。T2加权图像中,囊肿信号较脂肪和眼外肌高。

皮样脂肪瘤

皮样脂肪瘤是发生于颞侧结膜下的先天性实性肿块。有时直到中老年时才被发现。可让其单独存在，只有当肿块变大引起症状时才需要处理。

病因学和流行病学

- 年龄：先天性。
- 性别：男女均等。
- 病因：发育异常。

病史

- 出生时即存在，通常不随年龄增长而变大，极少数缓慢增长。

查体

- 位于外眦部球结膜下的黄色或粉色病灶(图14-2)。
- 大小不一，有时表面可见毛发。

影像学检查

- 如果病灶较大,CT扫描可见脂肪密度肿块。

鉴别诊断

- 脂肪脱垂。
- 淋巴瘤。
- 泪腺脱垂。

病理学

- 角化鳞状上皮伴腺体结构。
- 深部真皮层常含脂肪和结缔组织。

治疗

- 无须治疗。
- 试图完整切除则有损伤邻近的泪管、直肌或提上睑肌的风险。
- 少数较大的皮样脂肪瘤，可剥除瘤体而保留前部结膜。

预后

- 如果不处理,预后良好。

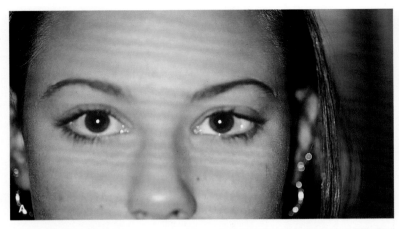

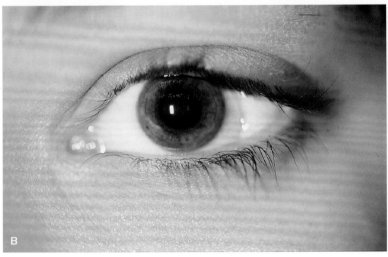

图14-2　皮样脂肪瘤。(A)皮样脂肪瘤的典型发生部位,出生时即存在。(B)仔细观察可发现病灶表面有毛发。虽然影响外观,但建议不要处理。

眼眶血管瘤

毛细血管瘤

毛细血管瘤是眼眶的良性肿瘤，出生后数周内出现，6~12个月内逐渐增大。随后瘤体会逐渐萎缩，但初发症状会很明显。

病因学和流行病学

- 年龄：出生后1年内发现。
- 性别：男女均等。
- 病因：血管异常增生伴不同程度的内皮细胞增殖。

病史

- 病灶在出生后数周内出现，有时在数周至数月内可迅速增大。
- 可位于眼眶深部伴眼球突出，或位于浅表部，呈扩张性生长。
- 血管瘤会在数月至数年内逐渐消失，75%的病变会在4年内消失。

查体

- 临床表现取决于病灶部位（图14-3A~C，图14-3F和G）。
- 浅表部位的病灶更常见，呈隆起的酒窝状草莓色病灶。
- 深部病灶可呈青紫色。
- 深部病灶可表现为扩张性眼眶肿块。

- 与横纹肌肉瘤、深部毛细血管瘤的鉴别诊断只能依靠组织活检。

影像学检查

- CT扫描可见肿块，增强扫描有时可见肿块边缘（图14-3D和E）。
- MRI：T1低信号，T2高信号。
- MRI钆增强扫描可显示病灶。

鉴别诊断

- 横纹肌肉瘤。

病理学

- 内皮细胞增殖形成呈网状基底膜排列的血管网。

治疗

- 病变会逐渐萎缩，所以一般无须治疗。只有当它造成视觉障碍或散光而引起弱视时才需要治疗。
- 当眼眶病变引起严重上睑下垂时，同样需要治疗。
- 如果无法与横纹肌肉瘤鉴别，需要进行眶内组织活检。
- 全身使用普萘洛尔是首选的治疗方法，很多患者用药后瘤体会变小。
- 必须在儿童心脏病学专家的严密监控下用药。
- 其他治疗方法包括瘤体内注射糖皮质激素、全身使用糖皮质激素，或者少数病例行手术切除。

预后

- 良好。

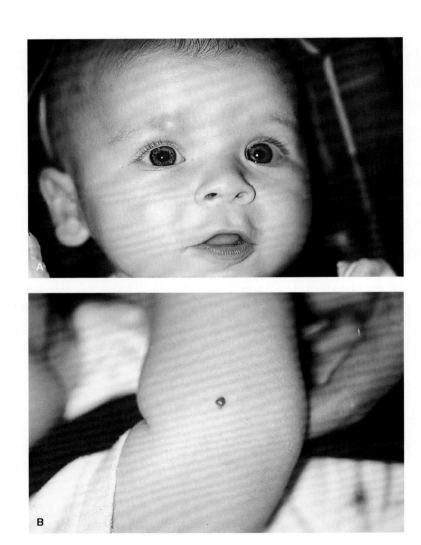

图14-3　毛细血管瘤。(A)右侧眉弓下毛细血管瘤,出生后6个月迅速增大,哭闹时病灶红肿明显,3年后病灶消失。(B)患儿手臂上较小的毛细血管瘤。(待续)

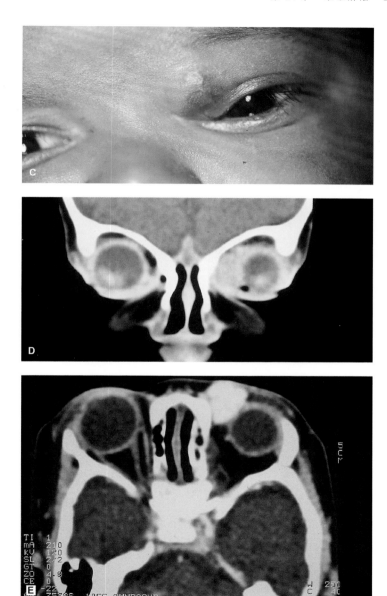

图14-3 (续)**毛细血管瘤**。(C)眼眶浅表毛细血管瘤,体积逐渐增大,并引起7个屈光度的散光,导致弱视。(D,E)眼眶CT扫描显示眼眶前部肿块,边界清晰,对比增强。由于出现散光和弱视,需要手术切除。(待续)

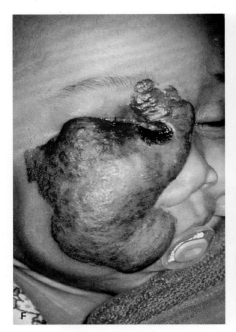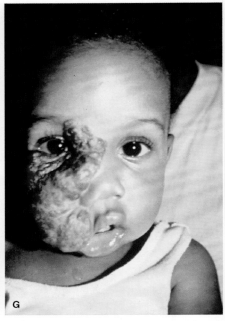

图14-3 （续）**毛细血管瘤**。(F)巨大皮肤毛细血管瘤,伴视觉遮挡。(G)病灶内注射激素,治疗效果良好。

海绵状血管瘤

海绵状血管瘤可无明显症状,逐渐出现眼球突出。更多情况下,病灶没有任何症状,偶然因其他原因在影像学检查中被发现。肿块生长缓慢,通常较易取出,取决于肿块的位置。

病因学和流行病学

- 年龄:成人。
- 性别:多见于中年女性。
- 病因:未知。

病史

- 生长非常缓慢,患者常无法确定病灶出现或持续时间。
- 常表现为眼球突出,少数情况下也可发生视力丧失。

查体

- 眼球突出是最常见的症状。
- 如果病灶位于眶尖或体积较大,可引起视神经压迫(图14-4A~C)或斜视。
- 病灶很少引起眼眶疼痛或脉络膜肿物表现。

影像学检查

- 眼眶CT扫描显示有包囊的、密度均匀的圆形肿块,伴不同程度的增强。

- MRI:T1等信号,T2高信号(图14-4D和E)。
- 增强扫描可显示病灶。

特殊事项

- 少数情况下,病灶会在妊娠期间迅速增大。

鉴别诊断

- 血管外皮细胞瘤。
- 神经鞘瘤。
- 孤立性纤维瘤。
- 纤维组织细胞瘤。

病理学

- 包囊包裹的肿瘤含大量上皮细胞和散在分布的血管与平滑肌。

治疗

- 大部分病例可以观察,当出现瘤体生长迅速、眼球突出、视力丧失或者想明确诊断时可选择手术切除。
- 是否选择手术切除,取决于瘤体的位置。位置比较靠前时,视力丧失、眼球运动障碍或者上睑下垂的风险低。
- 瘤体一旦暴露,很容易被取出。

预后

- 良好。

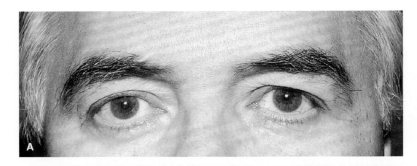

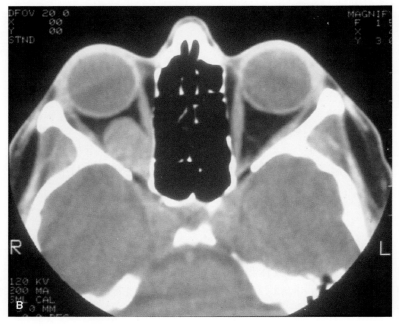

图14-4　**海绵状血管瘤**。(A)持续时间不明的右眼球突出,无视力影响和眼眶症状。(B)眼眶CT扫描显示一个边界清晰的肌锥内肿块。(待续)

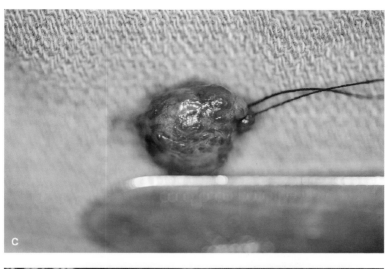

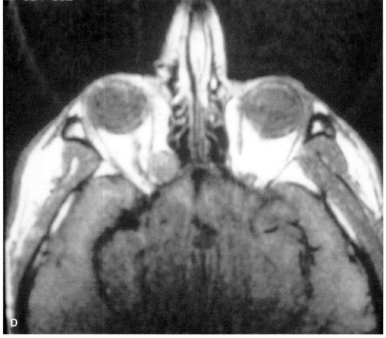

图14-4 (续)**海绵状血管瘤**。(C)肿块完整切除,诊断为海绵状血管瘤。(D)海绵状血管瘤的MRI扫描。T1加权影像显示病灶信号与肌肉相同,比脂肪信号低。(待续)

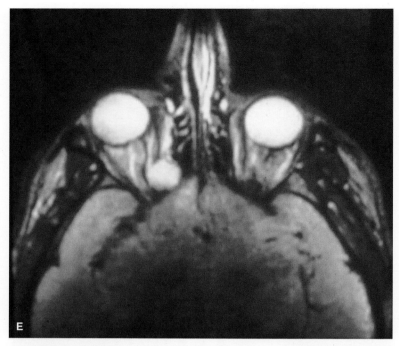

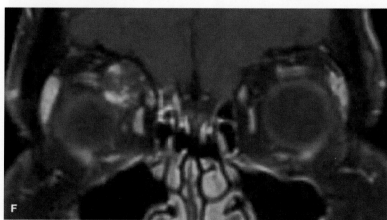

图14-4　(续)**海绵状血管瘤**。(E)T2加权影像显示病灶信号较脂肪和肌肉高。(F)另外1例患者,MRI冠状位T1增强扫描显示结节状强化。病变位于肌锥外,这种情况比较少见。(Courtesy Michael P. Rabinowitz, MD.)

淋巴管瘤

淋巴管瘤是少见的血管错构瘤，根据发生的部位和生长方式，临床表现各不相同。可以是症状轻微或无症状的病灶，或缓慢生长的浸润性病灶，也可因病灶内出血引起急性眼球突出和视力丧失。

病因学和流行病学

- 年龄：常见于10岁以内的儿童。
- 性别：多见于女性。
- 病因：先天性病变。

病史

- 病灶常因瘤体自发性出血而被发现，而在此之前可能已经存在数年。
- 生长缓慢，可突发出血。
- 淋巴管瘤可表现为疼痛、结膜下出血或眼球突出。少见情况下，可发现结膜下囊肿。
- 上呼吸道感染时病灶可随之增大。

查体

- 临床表现取决于病变部位。
- 最常见的临床表现是淋巴管内突然出血。
- 如果出血部位较表浅，可见结膜下出血和淋巴管囊肿（图14-5A和B）。如果出血位于眼眶内，可仅表现为眼球突出（图14-5C）。

- 浅表淋巴管瘤需要仔细评估诊断。如果病灶在眼眶内，需借助于影像学检查明确诊断。

影像学检查

- 眼眶CT扫描：边界不清的、密度不均匀的肿块。
- MRI：T1高信号；T2超高信号，可能有液体或血性区域（图14-5D和E）。

特殊事项

- 对淋巴管瘤患者施行手术时，可增加瘤体内自发出血的机会。
- 只有必要时才考虑进行手术治疗。
- 后续将要讨论的硬化疗法是目前淋巴管瘤消融的最佳方案。

鉴别诊断

- 常通过MRI进行诊断。

病理学

- 无包囊的肿块，内含大量液体积聚，包囊由扁平上皮细胞构成。
- 间质内有散在的淋巴滤泡。

治疗

- 通常选择观察，除非自发性出血导致视力丧失、角膜暴露，或者严重影响外观。
- 一般来说，出血会逐渐吸收。
- 当眶内瘤体出血引起视力丧失时，需要进行引流。

● 眶内的囊肿可采用硬化疗法。在荧光透视镜和B超的引导下向囊肿内灌注硬化剂,达到管壁消融的目的。

● 当淋巴管瘤浸润性生长时,手术切除有一定难度,切除时出血量较多,因此,手术切除常作为最后的治疗手段。

预后

● 淋巴管瘤的生长方式不同,预后差异很大。

● 急进性病灶出现视力障碍的可能性较高,并严重影响外观。

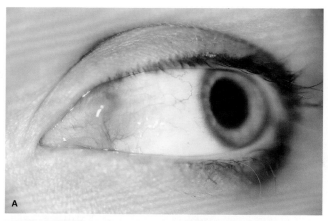

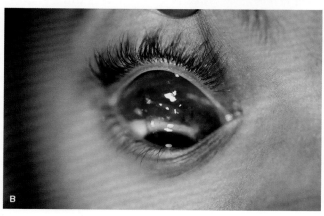

图14-5　**淋巴管瘤**。(A)突然发生的眼眶不适和眼球突出。内眦处可见较小面积的出血和结膜下囊肿,与淋巴管瘤表现一致。(B)较明显的出血伴突然出现的眼眶深部疼痛,出血部位可见多发性囊肿,影像学检查与淋巴管瘤一致。(待续)

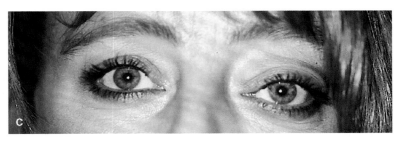

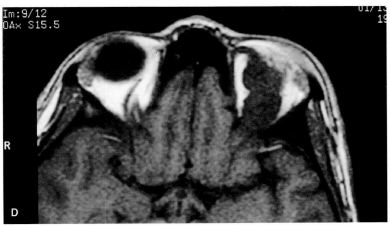

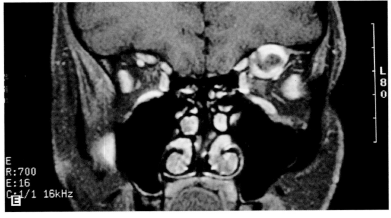

图14-5　(续)**淋巴管瘤**。(C)左眼球突出伴反复发作的眼眶疼痛,疼痛常伴进行性加重的眼球突出。(D,E)MRI显示眼眶上方肿块,伴新鲜和陈旧性出血区域,与淋巴管瘤表现一致。

眼眶静脉曲张

眼眶静脉曲张常发生在 20~30 岁的年轻人,可表现为间歇性眼球突出。病变可较表浅,易被察觉,也可位于眼眶深部,仅表现为眼球突出。除外眶压急剧升高伴视力下降,或严重影响外观,多数病灶无须处理。

病因学和流行病学

- 年龄:常发现于 10~40 岁之间的人群。
- 性别:男女均等。
- 病因:预先存在的静脉扩张渠道。

病史

- 非扩张型静脉曲张表现为反复的病灶内血栓形成和出血(图 14-6E 和 F)。
- 可引起眼球突出、疼痛、眼球运动受限,甚至视力下降。血肿消退后,症状缓解。
- 扩张型静脉曲张表现为疼痛、眼球突出,与牵拉、弯腰相关的压迫症状,或 Valsalva 症状(图 14-6A 和 B)。
- 还可发现与静脉扩张有关的眼眶和眼睑改变。

查体

- 扩张型静脉曲张诊断,可嘱患者低头,见静脉充盈曲张,较易诊断。

- 非扩张型静脉曲张的诊断有一定难度。
- 可表现为病灶内急性出血。
- 这类患者通常无外部出血或静脉充盈症状。

影像学检查

- 眼眶 CT 扫描在正常范围,或在水平位仅有少量充盈的肿块。
- 低头时(冠状位),由于静脉充盈扩张,可见肿块增大(图 14-6C 和 D)。
- 非扩张型静脉曲张表现为弥散性肿块,增强扫描可更好显示病灶。

鉴别诊断

- 主要与淋巴管瘤相鉴别,有时无法与非扩张型静脉曲张相鉴别。

病理学

- 边界清晰的静脉管道。

治疗

- 多数病例可保守观察。
- 如果非扩张型静脉曲张发生出血、视力下降或者暴露性角膜炎时需要处理,除去血凝块。

预后

- 多变。进展性病灶破坏性较大,治疗存在一定难度。

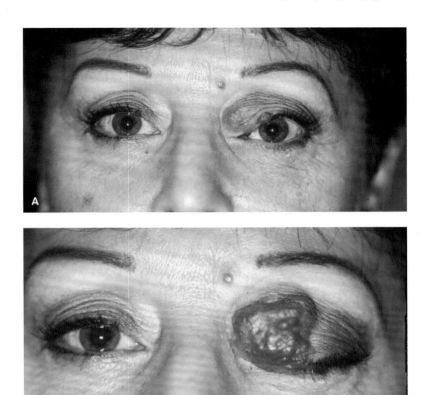

图 14-6　**扩张型静脉曲张**。(A)患者,女性,55 岁,左侧眼内上方扩张型静脉曲张。(B) Valsalva 动作引起肿块增大,左眼闭合。(待续)

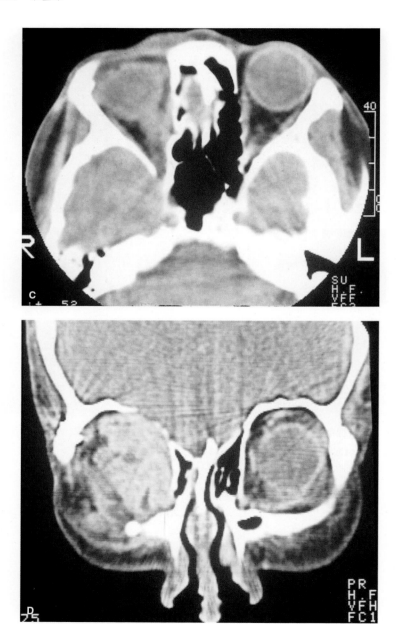

图 14-6　（续）**扩张型静脉曲张**。(C)眼眶 CT 扫描显示眼眶内侧静脉曲张。(D)低头位冠状 CT 显示静脉充盈,肿块体积明显增大。（待续）

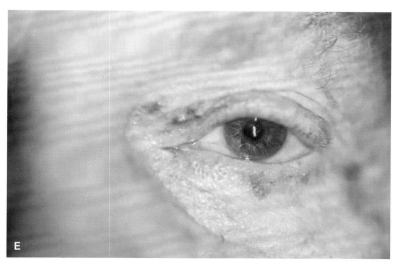

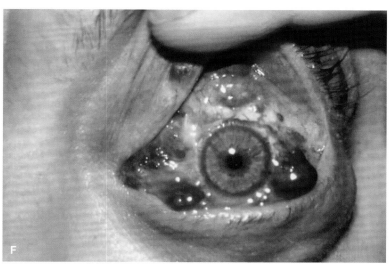

图 14-6　（续）**扩张型静脉曲张**。(E)非扩张型静脉曲张可能发生在眼眶深部，眼前部表现轻微。(F)多发性、弥漫性眼眶静脉曲张。

动静脉畸形

动静脉畸形(AVM)严重程度不一,动脉血流流入静脉回流区域,如海绵窦。可能有眼部和眼眶轻微红肿,或表现为严重的眼球突出、暴露性角膜炎和眼内血管阻塞。

病因学和流行病学

- 年龄:多见于老年人,如果由外伤引起,可发生在任何年龄。
- 性别:男女均等。
- 病因:外伤(颅底骨折)可引起高流速瘘管形成。
- 高血压和动脉粥样硬化患者的血管退行性改变可引起低流速瘘管。

病史

- 突然发生的眼球突出、结膜水肿和单眼结膜血管动脉化。
- 这种情况常发生在高流速 AVM。
- 高流速 AVM 症状较重, 常有颅脑外伤。
- 低流速 AVM 多发在老年人,起病缓慢,症状较轻。

查体

- 可见眼球突出、结膜水肿、眼球运动障碍、结膜血管动脉化(呈螺旋形)

(图 14-7A 和 B)和眼压增高。
- 高流速 AVM,因静脉阻塞,视网膜血管常受累。

影像学检查

- 眼眶 CT 和 MRI 显示眼上静脉扩张, 可能伴有眼外肌增粗 (图 14-7D 和 E)。
- 眼眶多普勒检查显示眼上静脉血液逆流,有助于 AVM 诊断(图 14-7C)。

鉴别诊断

- 眼眶炎性假瘤。
- 眼眶蜂窝织炎。
- 甲状腺相关眼病。
- 慢性结膜炎。

治疗

- 低流速 AVM 常可自愈。
- 瘘管闭合后症状可能加重。高流速 AVM 需要进行选择性血管内栓塞封闭瘘管低流速 AVM,如果出现无法控制的青光眼、复视或血管阻塞,也需要进行血管栓塞术。

预后

- 多变。许多低流速 AVM 瘘管会自行闭合,AVM 的治疗成功率较高,但存在视力丧失的风险。

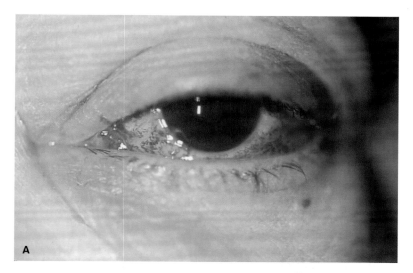

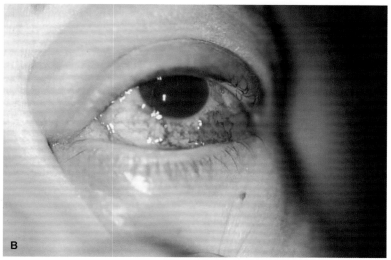

图 14-7 **动静脉畸形**。(A,B)患者左眼红肿 3~4 周,眼球上转受限。(待续)

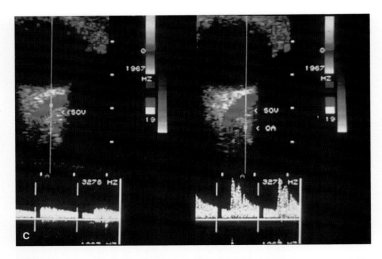

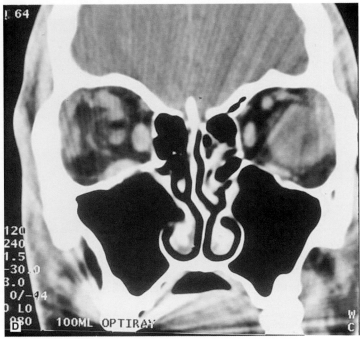

图 14-7 （续）**动静脉畸形**。(C)彩色多普勒图像显示眼上静脉动脉化改变,有助于诊断动静脉畸形。(D,E)眼眶 CT 扫描显示眼上静脉扩张、眼外肌增粗,在 AVM 中较常见。(待续)

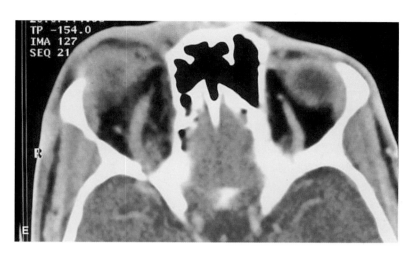

图 14-7　（续）动静脉畸形。

孤立性纤维瘤

孤立性纤维瘤(SFT)是一种罕见疾病,与海绵状血管瘤类似,但生长迅速,更不容易引起临床症状,容易复发和转移。根据病理学表现,以往常将其划归为血管外皮细胞瘤,或者纤维组织细胞瘤。

病因学和流行病学

- 年龄:多见于中年人。
- 性别:男女均等。
- 病因:起源于周细胞,是一种罕见的眼眶肿瘤。

病史

- 逐渐出现的眼球突出和肿块,但发展通常比海绵状血管瘤快。

查体

- 常常仅表现为眼球突出。
- 多数发生在眶上方,也可能发生在眶内和眶下方(图 14-8A 和 B)。

影像学检查

- CT 扫描:包膜完整的肿块。
- MRI:T1 等信号,T2 高信号(图 14-8C 和 D)。
- 增强扫描可强化。

特别注意

- 这类病变均可在局部复发,当其未被完整切除时更易复发。
- 恶性病变容易复发和转移。

鉴别诊断

- 海绵状血管瘤。
- 纤维组织细胞病。
- 神经鞘瘤。
- 血管外皮细胞瘤。

病理学

- 由均匀的针尖样肿瘤细胞形成血管窦。
- 免疫组化:波形蛋白、BCL2 和 CD34 染色改变可明确诊断。

治疗

- 完整摘除肿瘤及其包膜是最佳治疗方式。
- 未完整摘除通常容易复发。

预后

- 多变。术后需要随访 10 年以上,关注局部复发情况。

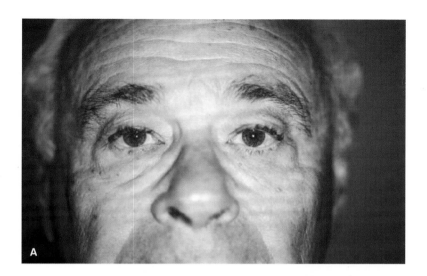

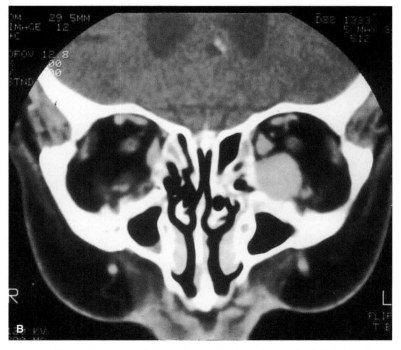

图 14-8　**孤立性纤维瘤**。(A,B)患者,男性,55 岁,半年内进行性眼球突出和复视。CT 扫描显示左眼轴性眼球突出,包膜完整。病理诊断 SFT。(待续)

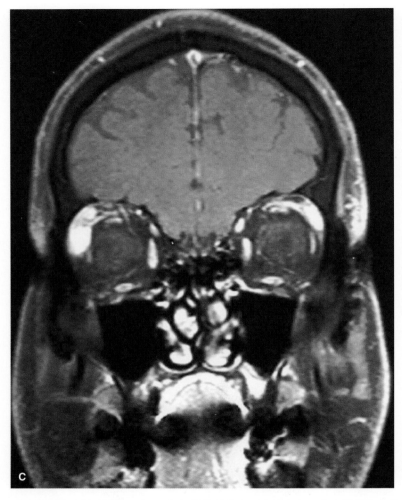

图 14-8 （续）**孤立性纤维瘤**。(C)T1 加权影像强化和压脂检查发现在左眼泪腺旁的SFT。（待续）

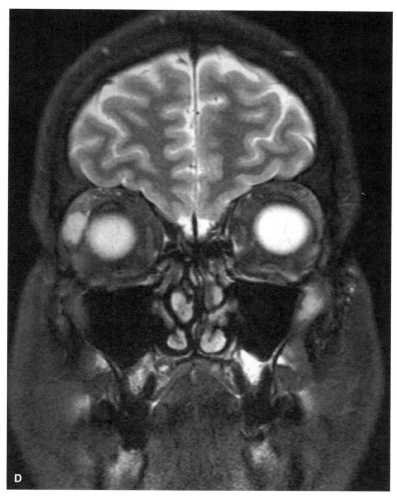

图 14-8　(续)**孤立性纤维瘤**。(D)T2 加权影像发现同样的病变。

神经源性肿瘤

视神经胶质瘤

视神经胶质瘤是一种胶质性肿瘤,多见于儿童,表现为疼痛性眼球突出和视力丧失。最初累及视交叉,或在生长过程中逐渐累及。治疗方式仍存在争议。

病因学和流行病学

- 年龄:主要发生在10岁以内的儿童,恶性胶质瘤常发生在中年男性。
- 性别:男女均等。
- 病因:未知。

病史

- 在儿童中,胶质瘤表现为进行性、无痛性的单侧眼球突出,伴视力丧失和瞳孔传入障碍。
- 恶性胶质瘤常见于成人,表现为视神经炎症状,但可迅速致盲,甚至致死。

查体

- 表现为眼球突出伴视力丧失、瞳孔传入障碍、视神经萎缩或视盘水肿(图14-9)。
- 无炎症反应或疼痛。
- 诊断常基于眼眶影像学检查。

- 恶性胶质瘤常见于成人,可能存在眼部炎症反应,伴视神经病变和眼球突出。

影像学检查

- 眼眶CT扫描显示视神经呈梭形增粗(图14-9B)。
- MRI可用来评估视神经胶质瘤的生长和累及范围。
- T1加权影像显示等信号至低信号,T2加权影像显示弛豫时间延长(图14-9C和D)。

特殊事项

- 25%~50%的视神经胶质瘤患者合并神经纤维瘤病1型。

鉴别诊断

- 视神经脑膜瘤;鉴别诊断的要点是肿瘤的累及范围,而非肿瘤性质。

病理学

- 硬脑膜内的幼稚的星形细胞瘤。

治疗

- 治疗方式存在争议,需要个体化治疗。多数胶质瘤只需观察,因为其生长速度非常缓慢。
- 如果生长迅速,手术切除是最佳治疗方式。如果肿瘤无法切除,可考虑放射治疗。

预后

- 预后情况多变。部分胶质瘤呈进行性生长,部分可能数年保持不变。

- 成人恶性胶质瘤生存时间常<1年。

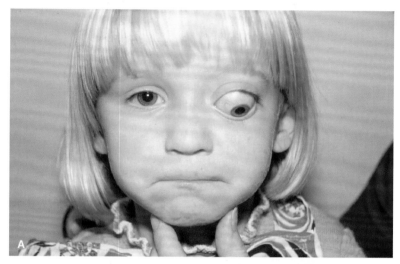

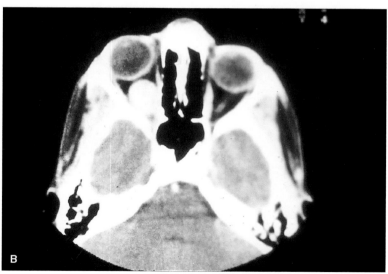

图14-9 视神经胶质瘤。(A)患儿,女性,6岁,表现为无痛性眼球突出和视力丧失。(B)眼眶CT扫描显示视神经呈梭形增粗,与视神经胶质瘤一致。(待续)

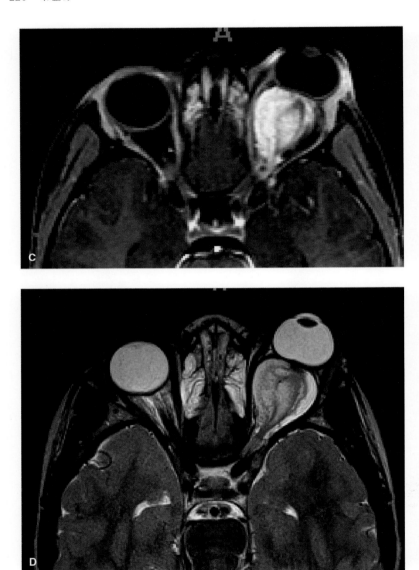

图14-9　(续)视神经胶质瘤。(C)T1加权水平位MRI显示视神经呈梭形增粗。(D)该患者T2加权水平位MRI。（C and D courtesy of Kate Lane，MD.）

神经纤维瘤

神经纤维瘤由施万细胞在神经鞘内增殖引起。神经纤维瘤有多种形式，丛状神经纤维瘤常合并神经纤维瘤1型。

病因学和流行病学

- 年龄：丛状神经纤维瘤常见于10岁以内儿童，孤立型病变常发生于30~55岁患者。
- 性别：男女均等。
- 病因：丛状神经纤维瘤是最常见的累及眼眶的神经纤维瘤，常合并神经纤维瘤病1型。

病史

- 患者常已诊断为神经纤维瘤病，逐渐发展为受累神经的增粗和肥大。
- 可能表现为眼睑或眶周皮肤增厚，或合并眼球突出。孤立型神经纤维瘤常不合并神经纤维瘤病。

查体

- 症状取决于受累神经。
- 受累神经生长呈弯曲、绳索状杂乱地增粗。
- 生长常较缓慢，但进行性加重，使受累的眶周和眶内组织增生，引起眼球突出和眼眶骨性异常（图14-10A）。
- 这些骨性改变包括眼眶扩大、蝶骨大翼发育异常，以及筛窦和上颌窦发育不良（图14-10B）。
- 孤立型神经纤维瘤表现为眼眶肿物，可出现眼球突出、复视和视力下降。

影像学检查

- 眼眶CT和MRI显示丛状神经纤维瘤呈弥漫浸润性病灶。
- 孤立型神经纤维瘤边界清晰，与神经鞘瘤特征相似。

特殊事项

- 需要仔细评估丛状神经纤维瘤患者是否存在神经纤维瘤病。
- 孤立型神经纤维瘤是少见的眼眶肿瘤，可手术切除，通常不合并神经纤维瘤病，该病多发生在中年人。

鉴别诊断

- 淋巴管瘤。
- 眼眶炎性假瘤。
- 孤立型病灶需要与神经鞘瘤、海绵状血管瘤和纤维组织细胞瘤鉴别。

病理学

- 在神经鞘内增殖的施万细胞、轴突和成纤维细胞缠绕成束。

治疗

- 主要为密切观察，减瘤手术仅作为最后的治疗手段。
- 如果肿瘤无法被完全切除，可能复发。少见的孤立型病灶可完全切除。

- 肿瘤血管化明显，切除过程中出血量较大。

预后

- 由于肿瘤呈进行性浸润性生长，对外观和眼部功能的影响较大。
- 孤立型病灶预后良好。

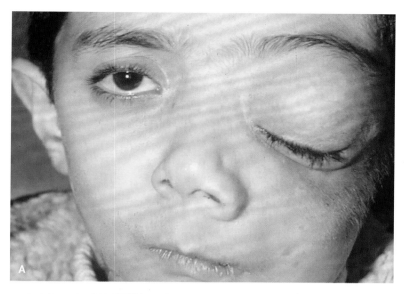

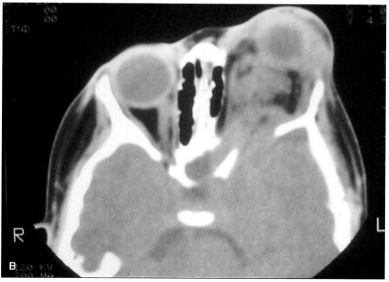

图14-10 **神经纤维瘤**。(A)严重的眼球突出,完全性上睑下垂,丛状神经纤维瘤弥漫性浸润眶内组织。(B)眼眶CT扫描显示眼眶弥漫性浸润,蝶骨缺失,与神经纤维瘤表现一致。

脑膜瘤

脑膜瘤是一种起源于颅内、继发侵犯眼眶的浸润性肿瘤。通常生长缓慢,由于其浸润性特点,很难完全切除。

病因学和流行病学

- 年龄:20~50岁为高发期。
- 性别:多见于女性。
- 病因:肿瘤起源于蛛网膜绒毛,最常见起源于颅内,并蔓延至眼眶。原发于眼眶的脑膜瘤源自视神经鞘的蛛网膜组织。

病史

- 脑膜瘤起病缓慢,逐渐从颅内蔓延至眼眶。
- 眼部表现取决于肿瘤的位置。
- 肿瘤起源于翼点,表现为颞窝肿块和眼球突出,是最常见的眼眶症状,存在多年后可偶然发现(图14-11A~D)。
- 视神经脑膜瘤表现为缓慢的、无痛性、进行性视力下降和眼球突出。

查体

- 症状取决于脑膜瘤的位置。
- 如果位于颞窝,可表现为颞窝饱满、眼球突出、眼睑水肿和球结膜水肿。
- 如果脑膜瘤起源于蝶鞍附近和视神经,早期症状包括视力丧失伴视盘水肿或视神经萎缩。
- 视神经脑膜瘤可表现为视力下降、瞳孔传入障碍、眼球突出和可能的眼外肌麻痹(图14-11E~J)。
- 视神经可能正常、水肿或萎缩,或出现分流血管。

影像学检查

- 眼眶CT扫描:骨质增生、钙化,伴周围软组织饱满。
- MRI:有助于发现蝶鞍附近的肿瘤。
- 钆增强和脂肪抑制技术有助于诊断眶内病变。

鉴别诊断

- 视神经胶质瘤。
- 淋巴管瘤。

病理学

- 肿瘤由圆形、多边形或纺锤形细胞组成。
- 此外,还有血管、成纤维细胞核和砂粒体等各种混合物。
- 不同类型的脑膜瘤,其组成成分有差异。

治疗

- 颅内脑膜瘤侵犯眼眶常需要手术切除。
- 如果包囊完整,可经颅脑和眼眶入路完全切除。
- 脑膜瘤可呈浸润性,累及重要结

构,无法完全切除,只能进行减瘤手术。

- 如果视神经鞘脑膜瘤呈进行性生长，存在颅内播散或视力丧失的可能性,需积极治疗。
- 进行性生长的肿瘤可选择放射治疗。
- 放射治疗可减缓肿瘤生长速度。
- 很少需要手术切除或组织活检。

预后

- 一般肿瘤呈进行性生长，但速度缓慢。
- 放射治疗可减缓，甚至使肿瘤停止生长。
- 生长迅速的脑膜瘤较少见，需要进一步明确诊断。

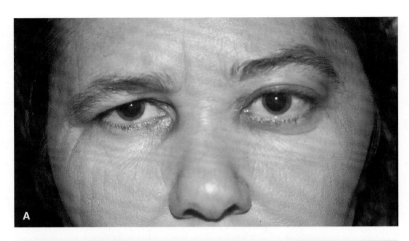

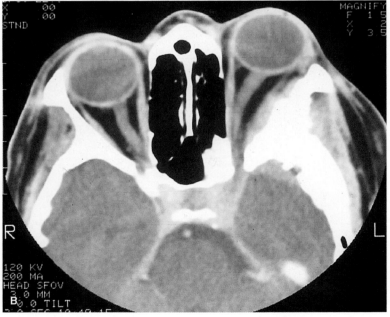

图14-11　**蝶骨翼脑膜瘤**。(A)缓慢进展的左眼球突出,左侧颞窝饱满。(B)眼眶CT扫描显示骨质增生和相应区域的软组织肿块,与蝶骨翼脑膜瘤表现一致。(待续)

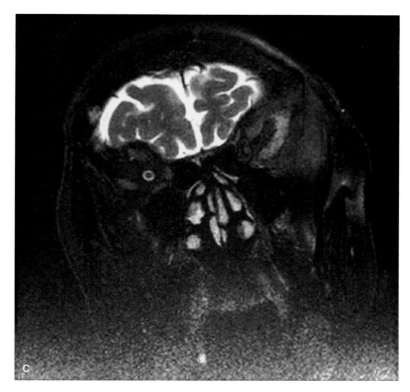

图14–11　（续）**蝶骨翼脑膜瘤**。(C)冠状位MRI T1加权增强并脂肪抑制后显示左侧蝶骨翼脑膜瘤。（待续）

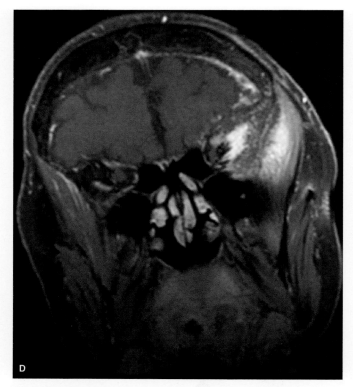

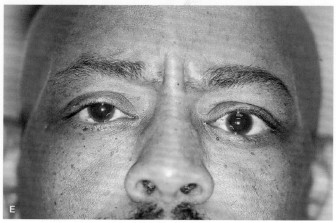

图14-11　（续）**蝶骨翼脑膜瘤**。(D)冠状位MRI T2加权图像显示左侧蝶骨翼脑膜瘤。(E)患者表现为眼球突出和视力丧失。(待续)

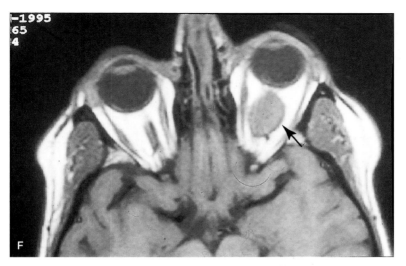

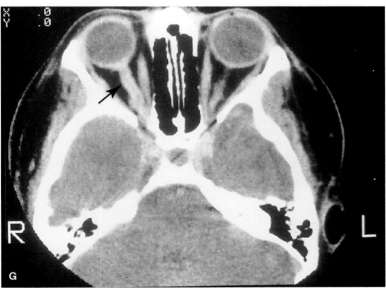

图14-11　(续)**蝶骨翼脑膜瘤**。(F)MRI图像显示视神经呈梭形增粗,与脑膜瘤表现一致。
(G)更常见的是视神经弥漫性增粗,增粗的右眼视神经中央见透亮区,呈"车轨征"。
(待续)

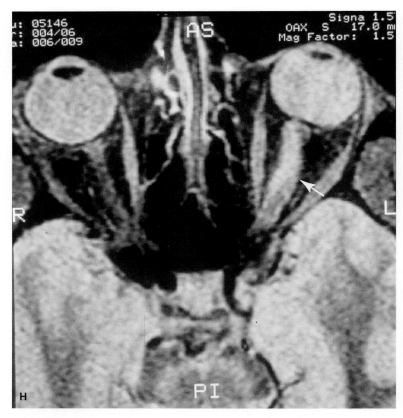

图14-11 （续）**蝶骨翼脑膜瘤**。(H)T2加权图像显示左侧病灶较脂肪和肌肉可呈低信号至高信号的转变。(待续)

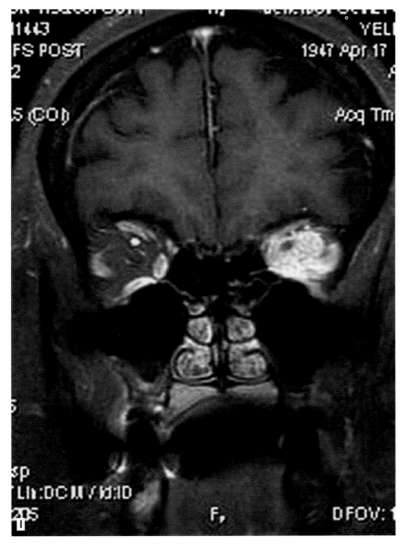

图14-11 （续）**蝶骨翼脑膜瘤**。(l)冠状位MRI T1加权增强并脂肪抑制后显示左侧眼眶内球状视神经脑膜瘤。（待续）

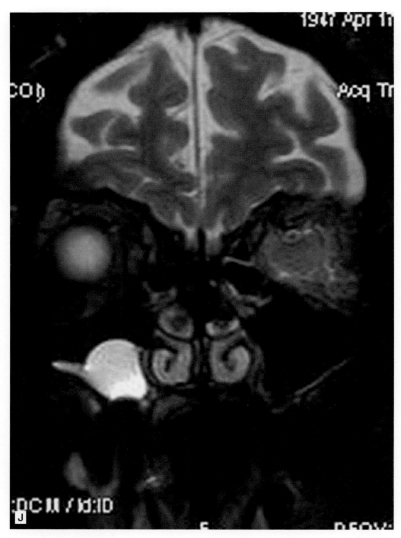

图14-11　（续）**蝶骨翼脑膜瘤**。（J）冠状位MRI T2加权图像显示左侧眼眶内球状视神经脑膜瘤。

神经鞘瘤

神经鞘瘤是一种有包囊的、生长缓慢的肿瘤,与海绵窦血管瘤表现相似。肿块通常较易被切除,无继发问题。

病因学和流行病学

- 年龄:20~50岁。
- 性别:男女均等。
- 病因:周围神经的异常生长。

病史

- 数年内缓慢、隐匿出现的眼球突出。

查体

- 眼球突出,方向取决于肿瘤发生部位(最常见于肌锥内)(图14-12A)。
- 少数情况下,可能有眼睑水肿、复视和视物变形。

影像学检查

- 眼眶CT和MRI显示边界清晰的圆形病灶(图14-12B~D)。

特殊事项

- 18%的神经鞘瘤患者有神经纤维瘤病。

鉴别诊断

- 毛细血管瘤。
- 血管外皮细胞瘤。
- 纤维组织细胞瘤。
- 孤立性纤维瘤。

病理学

- 可见周围神经包囊内施万细胞增殖。
- 细胞可排列紧密(Antoni A区)或排列疏松(Antoni B区)。

治疗

- 手术切除是主要治疗方式。
- 因为其为神经外生长组织,常可从神经上剥离。
- 即使只部分切除,也很少复发。

预后

- 良好。

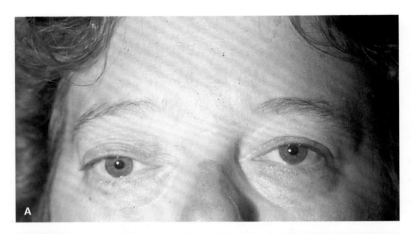

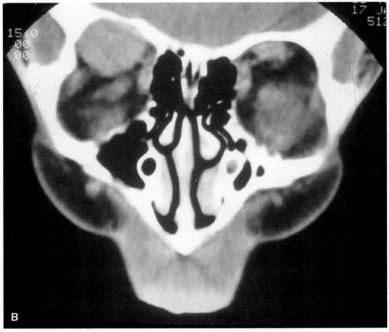

图14-12 **神经鞘瘤**。(A,B)患者,女性,45岁,缓慢出现的左眼球突出。眼眶CT扫描显示左眼眶上部边界清晰的肿块,有部分骨窝形成。手术切除后,病理证实为神经鞘瘤。神经鞘瘤最常见于肌锥内。(待续)

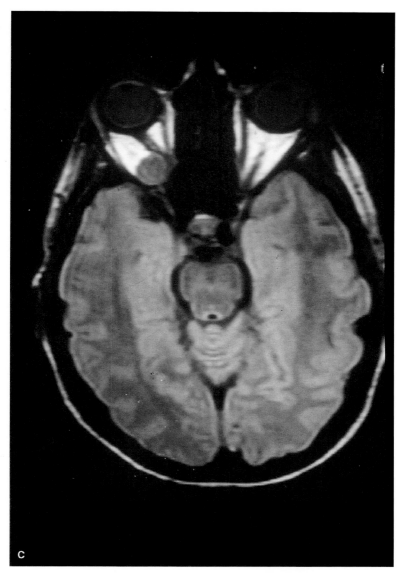

c

图14-12 （续）**神经鞘瘤**。(C)MRI图像显示边缘清晰的肿块。T1加权影像显示病灶信号与肌肉相同,比脂肪信号低。（待续）

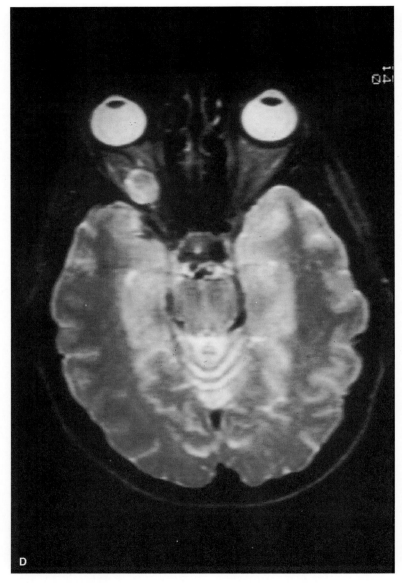

图14-12　(续)神经鞘瘤。(D)T2加权图像显示病灶信号比脂肪和肌肉高。

间质性肿瘤

横纹肌肉瘤

横纹肌肉瘤是儿童时期最常见的眼眶恶性肿瘤。典型表现为数日至数周内急速发展的眼球突出，影像学检查可发现眶内肿物。一旦怀疑该诊断，需立即活检，并尽快开始治疗。

病因学和流行病学

- 年龄：平均年龄7~8岁。
- 性别：男女均等。
- 病因：横纹肌肉瘤起源于未分化的多能干细胞。

病史

- 典型表现为数日至1周内急速发展的单侧眼球突出，但部分患者也可在数周内逐渐起病。

查体

- 眼球突出伴不同程度的眼部炎性反应，如眼睑水肿、结膜充血、眼球移位，有时可扪及肿块(图14–13A、C和D)。
- 眼眶鼻上象限是最常见的发生部位。

影像学检查

- 眼眶CT扫描：均质性肿块，可能伴骨侵蚀(图14–13B和E)。

- MRI：T1加权低信号，T2加权高信号(图14–13F)。
- 钆扫描见不同程度增强。

特殊事项

- 儿童的急性眼球突出是急症。
- 如果怀疑横纹肌肉瘤，需在24~48小时内进行活检，并尽快开始治疗。

鉴别诊断

- 毛细血管瘤。
- 眼眶炎性假瘤。
- 眼眶蜂窝织炎。
- 皮样囊肿破裂。
- 转移性肿瘤。

病理学

- 有4种不同病理形式的横纹肌肉瘤。
  - 胚胎型：低分化的梭形细胞。
  - 腺泡型：圆形的横纹肌细胞。
  - 多形性：圆形或束带状细胞伴横纹肌细胞。
  - 葡萄状：少见，呈葡萄簇状。

治疗

- 一旦怀疑横纹肌肉瘤，需进行眼眶CT扫描以明确病灶形态。
- 急诊眼眶活检，送病理学检查，以明确横纹肌肉瘤的诊断和病理分型。
- 儿童肿瘤学专家对患儿进行全身情况评估。放射治疗和化学治疗是主要治疗方式。

预后

- 及时治疗的生存率可达90%。

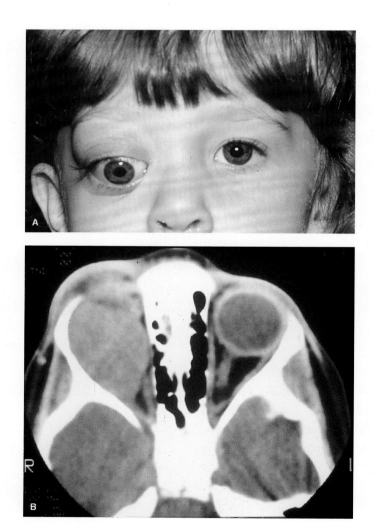

图14-13 **横纹肌肉瘤**。(A)患儿,女性,8岁,右眼水肿进行性加重3周。(B)眼眶CT扫描显示右眼眶内巨大肿块,活检提示横纹肌肉瘤。(待续)

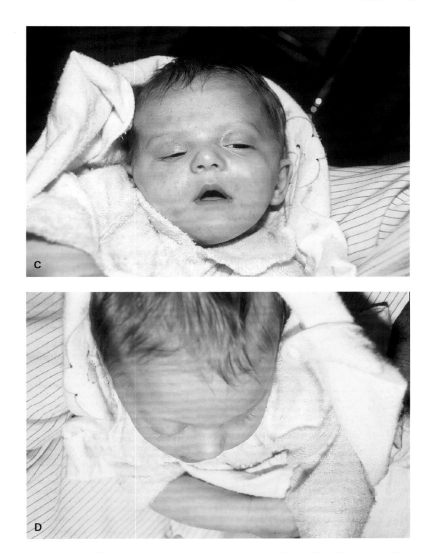

图14-13　(续)**横纹肌肉瘤**。(C,D)患儿,女性,3个月,右眼水肿1~2周。(待续)

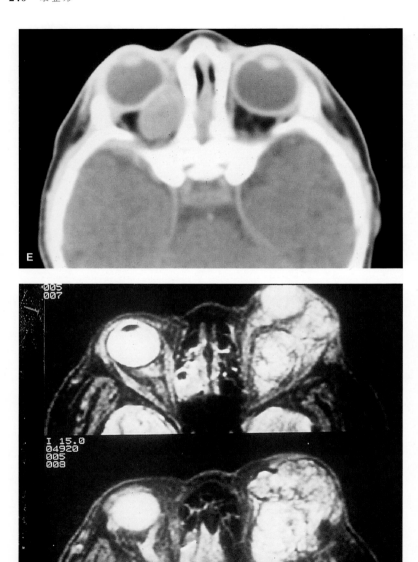

图14–13　（续）**横纹肌肉瘤**。(E)眼眶CT扫描显示边界清晰的肿块压迫眼球，活检提示横纹肌肉瘤。患儿年龄小于典型横纹肌肉瘤患者，表明横纹肌肉瘤可发生在不同年龄。(F)横纹肌肉瘤MRI图像。T2加权图像显示病灶信号较肌肉和脂肪高。

纤维组织细胞瘤

纤维组织细胞瘤是一种良性、局部呈浸润性生长的肿瘤,可能发展为恶性肿瘤。如果手术切除不完全,残留的良性组织会发生恶化。肿瘤常呈浸润性,无包膜包裹。主要表现为眼球突出,根据肿瘤的生长位置,伴有不同形式的眼眶表现。近年来纤维组织细胞瘤的分类一直在变化,现在被认为属于孤立性纤维瘤的一种。

病因学和流行病学

- 年龄:多见于中年人。
- 性别:男女均等。
- 病因:起源于间质组织,肿瘤可以是良性、交界性或恶性。

病史

- 常见缓慢出现的眼球突出,无明显急进性生长。
- 恶性形式生长较迅速,伴复视、疼痛、水肿和眼球运动受限。

查体

- 良性病变眼眶表现较少,可仅表现为眼球突出。
- 其他进展性病变可表现为眼部炎症反应、眼球运动受限、球结膜水肿、眼睑肿胀(图14-14A)。

影像学检查

- 眼眶CT扫描:边界清晰的眼眶肿块,交界性或恶性形式多呈浸润性生长(图14-14B)。
- MRI:T1加权等信号,T2加权高信号(图14-14C)。
- 增强扫描可强化。

特殊事项

- 手术切除不完全可引起肿瘤复发,复发的肿瘤可为恶性。
- 恶性肿瘤可能发生转移。

鉴别诊断

- 血管外皮细胞瘤。
- 毛细血管瘤。
- 神经鞘瘤。

病理学

- 纤维样外观的组织细胞呈典型的车轮状或席纹状排列。
- 免疫组化检测有助于间质性肿瘤的准确分型。
- 在过去,这种肿瘤可能分类不准确。
- 分型有助于判断肿瘤的预后。
- 例如,有些血管外皮细胞瘤可能被归为纤维组织细胞瘤或者孤立性纤维瘤。

治疗

- 完整手术切除,组织学检查有助于判断预后。

预后

- 取决于组织学分型。如果是良性

或局部进展性肿瘤,常可完整切除,预后良好。

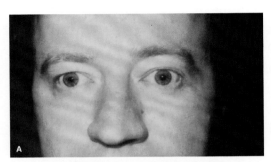

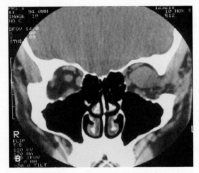

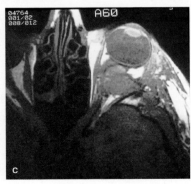

图14-14 纤维组织细胞瘤。(A)患者,男性,42岁,左眼球突出进行性加重2~3个月,伴复视和视物模糊。(B)眼眶CT扫描显示肌锥内肿块,可能侵犯视神经。(C)MRI显示肿块毗邻但未浸润视神经,完整切除肿块,病理提示为良性纤维组织细胞瘤。

淋巴增生性肿瘤

淋巴样增生和淋巴瘤

淋巴样病变有多种形式，可以是良性或恶性。即使是良性的淋巴样增生也可能提示远期其他部位淋巴瘤的发生。病变可发生在眼眶或结膜下，多发生在组织结构周围，较少发生组织浸润。

病因学和流行病学

- 年龄：多见于老年人。
- 性别：男女均等。
- 病因：祖细胞的异常克隆扩充，包括连续性的病变，从良性、局部淋巴样增生到恶性淋巴瘤。

病史

- 无痛性、进行性生长的肿块。
- 明确的病史取决于肿块生长部位。如果位于眼眶前部，可表现为肉眼可见的、可扪及的肿块。
- 如果发生在眼眶深部，根据发生部位不同，可表现为眼球突出或眼球移位。

查体

- 如果发生在眼眶前部，则肉眼可见结膜下的鲑鱼色肿块（图14-15A和B）。
- 如果在眼眶前部但肉眼不可见，可扪及质软、弥漫性的肿块（图14-15C）。
- 如果发生在眼眶后部，根据发生部位不同，可引起眼球突出和其他一系列症状（图14-15E）。
- 肿瘤多发生在眼眶组织周围，很少侵犯或替代这些组织，因此很少影响眼球运动和视力。

影像学检查

- 眼眶CT扫描：眼眶组织周围的肿块，少见组织浸润（图14-15D）。
- MRI：可显示肿瘤累及范围，但无法鉴别眼眶炎症，也无法区分淋巴样增生和淋巴瘤（图14-15F）。PET扫描可用于寻找全身其他部位的淋巴样病变。

特殊事项

- 有多种方式判断淋巴样病变是良性还是恶性。
- 并非所有病变都能明确判断是良性还是恶性。
- 即使是良性的淋巴样增生，也需要随访观察，远期可能在其他部位发生淋巴瘤。

鉴别诊断

- 眼眶炎性假瘤。
- 转移性眼眶肿瘤。
- 淋巴管瘤。

病理学

- 聚集的淋巴细胞提示为淋巴样病变。
- 显微镜检下所见提示病变是良性还是恶性。
- 新鲜组织可用于细胞表面标志物的检测评估。
- 多克隆淋巴细胞群很少发展为全身性疾病；单克隆病变很可能伴随身体其他部位的淋巴瘤。
- 对区分淋巴样病变良恶性的方式尚存在争议；虽然尚无完全准确的病理诊断方法，但是病理学检测仍是目前最有效的检查方法。

治疗

- 病灶需要进行活检以判断良恶性。

- 全身检查判断是否有其他部位的淋巴样病变。
- 可采用低剂量放射治疗来治疗眼眶局部良性病变。
- 恶性病灶或全身性疾病常需要放射治疗和化学治疗，或者生物制剂治疗(利妥昔单抗)。

预后

- 预后取决于淋巴瘤的类型。
- 许多淋巴瘤对治疗敏感，但高度恶性的淋巴瘤即使及时治疗，也可迅速致死。

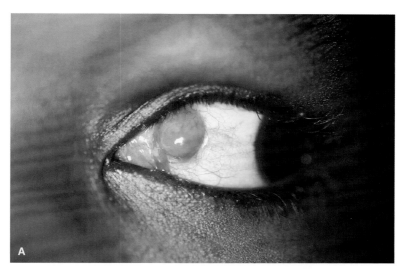

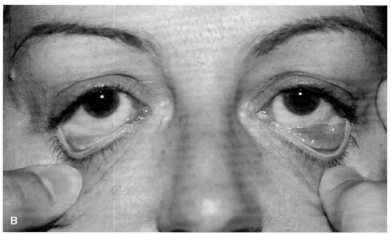

图14-15　淋巴样增生和淋巴瘤。(A,B)结膜下淋巴样浸润。病变可以是孤立性或延伸至眼眶。可能是一个淋巴组织的反应性增生或淋巴瘤。只有活检可明确病变是良性还是恶性。图A是良性的反应性淋巴样增生,图B是低分化淋巴瘤。(待续)

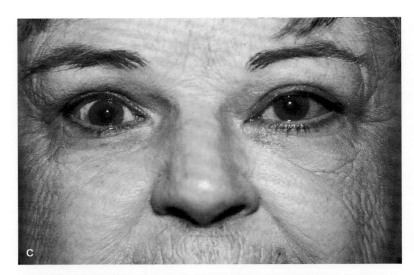

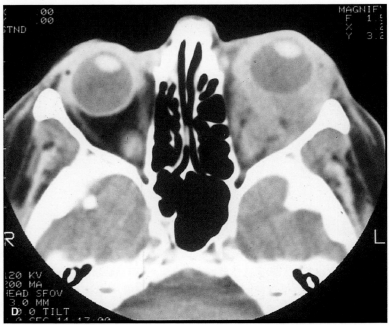

图14-15　（续）**淋巴样增生和淋巴瘤**。(C)患者,女性,65岁,左眼明显红肿。(D)眼眶CT扫描显示眼眶内浸润性病变,活检提示淋巴瘤。患者接受了放射治疗和化学治疗。(待续)

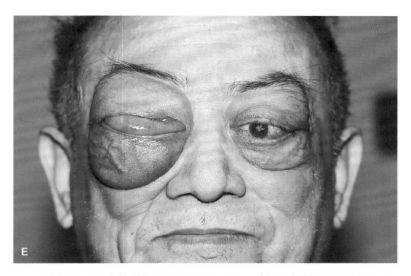

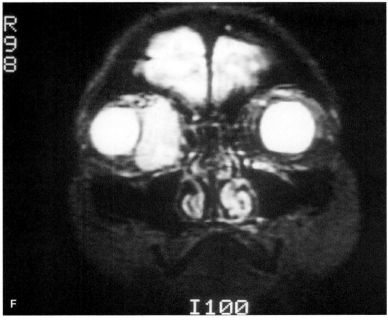

图14-15 (续)**淋巴样增生和淋巴瘤**。(E)右眼巨大淋巴瘤浸润眼睑和眼眶。(F)淋巴瘤的MRI表现。T2加权图像提示病灶信号较肌肉和脂肪高。

浆细胞瘤

浆细胞瘤是一种发生在骨内浆细胞的孤立性肿块。病灶可从骨延伸至眼眶软组织。发展为全身性浆细胞瘤时,称为多发性骨髓瘤。

病因学和流行病学

- 年龄:多见于60~80岁的老年人。
- 性别:多见于男性。
- 病因:软组织或眼眶骨内浆细胞的罕见增殖。

病史

- 缓慢出现眼眶肿块,伴炎症反应,很少引起疼痛。
- 症状取决于肿瘤的部位。

查体

- 如果发生在眼眶前部,可扪及肿块或可见肿块毗邻眶骨。
- 根据肿瘤的发生部位,可能出现眼球突出或眼球移位(图14-16A)。

影像学检查

- 眼眶CT扫描显示病灶位于或毗邻眼眶,伴骨质破坏(图14-16B和C)。

特殊事项

- 当伴随淋巴瘤时,浆细胞肿瘤可能是良性或恶性。
- 如果累及全身,需要与多发性骨髓瘤鉴别。

鉴别诊断

- 多发性骨髓瘤。
- 转移性疾病。
- 组织细胞疾病。
- 鼻窦恶性肿瘤。

病理学

- 肿瘤由典型的浆细胞组成。
- 肿瘤可由成熟浆细胞或较大的未成熟浆细胞组成。
- 根据全身发病情况,可与多发性骨髓瘤鉴别;多发性骨髓瘤常有全身其他表现。

治疗

- 病变组织的活检和全身检查。
- 如果病灶是孤立性的,可采用大剂量放射治疗,也可采用化学治疗。

预后

- 多变,预后取决于肿瘤的侵犯性。

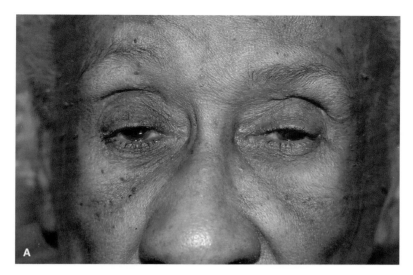

图14-16　**浆细胞瘤**。(A)患者,女性,70岁,发现左眼眶周肿胀,查体发现左眼球突出,向下方移位。(待续)

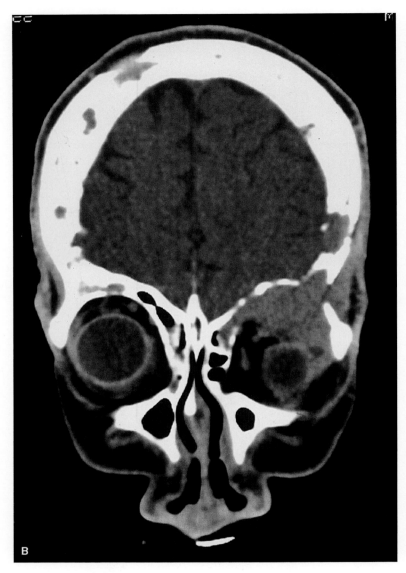

图14-16 （续）**浆细胞瘤**。(B)眼眶CT扫描显示病灶位于左眼眶颞上方,伴骨质侵蚀,甚至可能集中于骨质内。多处颅骨内浸润灶活检提示浆细胞瘤。（待续）

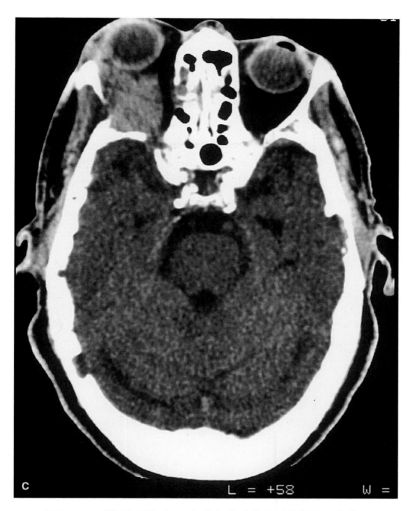

图14–16　(续)**浆细胞瘤**。(C)浆细胞瘤的水平位眼眶CT扫描。

组织细胞疾病

组织细胞疾病是一系列单核巨噬细胞系统异常性疾病。在眼眶，主要表现为眼眶上方骨组织的单灶性病变，可引起眼球突出。

病因学和流行病学

- 年龄：见于儿童。2岁以下的儿童更易发生全身性病变，致死率达50%。2岁以上的儿童，病变多累及骨质，无全身累及，但常为多灶性。儿童年龄越大，病灶越倾向于单病灶，严重程度更低。
- 性别：多见于男性。
- 病因：免疫调节功能异常引起的树枝状组织细胞增殖和聚集。

病史

- 数天至数周内出现的眼眶上方组织水肿。

查体

- 最常见的表现为眼眶上方组织水肿伴不同大小的肿块引起的各种反应（图14–17A）。
- 年龄较小的儿童更易发生组织水肿、多灶性骨质累及和全身累及。

影像学检查

- 眼眶CT扫描显示病灶毗邻眶骨，伴骨质破坏（图14–17B和C）。

- 常见于眼眶颞上方。

特殊事项

- 过去这类疾病被称为X型组织细胞增多症，有特殊表现的称为Letterer-Siwe病、汉–许–克三氏病和骨嗜酸性肉芽肿。
- 这些名称被更改为弥漫性软组织细胞增多症、多发性骨嗜酸性肉芽肿和单灶性骨肉芽肿。

鉴别诊断

- 胆脂瘤。
- 修复性肉芽肿。

病理学

- 树枝状组织细胞增殖，伴粒细胞和淋巴细胞浸润。

治疗

- 确定骨性病灶的病变性质需进行活检，并行减瘤手术。
- 年龄较小的儿童手术疗效较好，但仍需判断是否存在全身性病变。
- 少数情况下，需要使用激素或低剂量放射治疗。
- 低龄儿童全身疾病的治疗方式包括激素、放射治疗或细胞毒性药物。部分患者治疗效果较差。

预后

- 对于单灶性病变，年龄较大的儿

童预后良好。　　　　　　　　死亡率达50%。

- 年龄很小、伴全身性病变的儿童

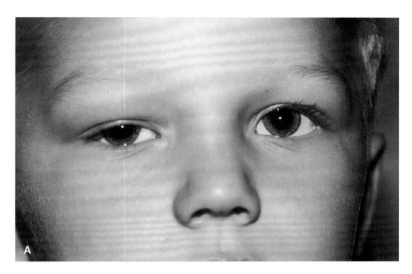

图14-17　**组织细胞疾病**。(A)患儿,男性,8岁,右眼肿胀1~2周,右眼眶周组织轻度水肿,眼球向前下方移位。(待续)

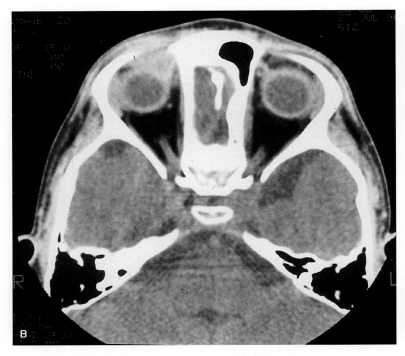

图14-17　(续)**组织细胞疾病**。(B,C)眼眶CT扫描显示眼眶上方浸润性病灶伴骨侵蚀。活检提示为单灶性骨肉芽肿。予肿瘤刮除术治疗。(待续)

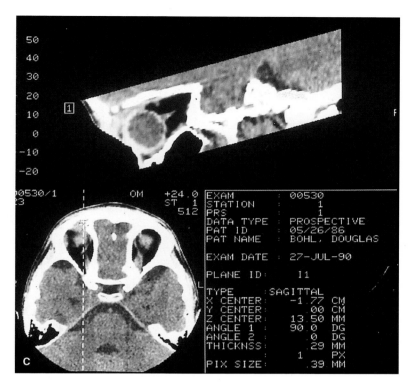

图14-17　（续）组织细胞疾病。

泪腺肿瘤

泪腺上皮瘤

泪腺可见多种病变形式。最常见的是炎症性病变，也可见泪腺组织的良性和恶性病变。常需活检判断病变性质。

病因学和流行病学

- 这类疾病包括许多累及泪腺的病变，但不包括泪腺的特发性炎症或淋巴样浸润。
  - 年龄：多形性腺瘤多发生在40~60岁成年人。恶性混合瘤多发生在老年人。20~50岁是腺样囊性癌的高发期。
  - 性别：男女均等。
  - 病因：上皮细胞增殖。

病史

- 多形性腺瘤表现为进行性的眼球内下方移位，有时伴轴性眼球突出（图14-18A）。
- 与泪腺恶性肿瘤不同，这类疾病为无痛性的。
- 恶性混合瘤多发生在多形性腺瘤基础上。
- 腺样囊性癌生长迅速，伴明显疼痛（图14-18E）。
- 疼痛与否可用于区分许多恶性泪腺肿瘤和良性的多形性腺瘤。

查体

- 可在眼眶颞上象限扪及肿块，伴眼球内下方移位。
- 炎症反应和眼球移位的程度各不相同，取决于泪腺肿瘤的种类。

影像学检查

- 眼眶CT扫描：多形性腺瘤表现为球形、边界清晰的肿块，肿块可挤压眼球使之变形。泪腺窝可因压力而扩大，但无骨质破坏。恶性病变常呈非球形，边界不清，可伴有骨质破坏和钙化（图14-18B、C、E和I）。
- MRI：有助于判断进展性恶性肿瘤的颅内侵犯情况（图14-18D和G）。

特殊事项

- 多形性腺瘤需要完整切除，否则可能发生为恶性肿瘤。

鉴别诊断

- 泪腺特发性炎症。
- 泪腺淋巴样浸润（图14-18H）。
- 结节病。

病理生理学

- 多形性腺瘤：上皮细胞增殖，有时可见泪腺导管和泪腺分泌组织。
- 腺样囊性癌：较小的良性样细胞排列成巢状、管状、筛孔状或奶酪状。

治疗

- 多形性腺瘤:完整切除肿瘤,包括肿瘤包膜。
- 恶性肿瘤:个体化治疗。一般进行广泛切除和大剂量的放射治疗，尤其伴腺样囊性癌时。部分肿瘤需要行眶内容物剜除术。

预后

- 多形性腺瘤:完整切除预后良好。
- 恶性肿瘤:复发率较高。

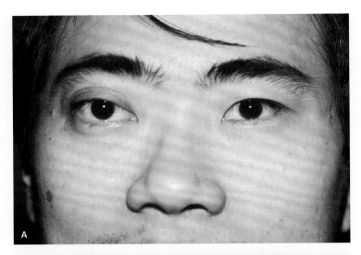

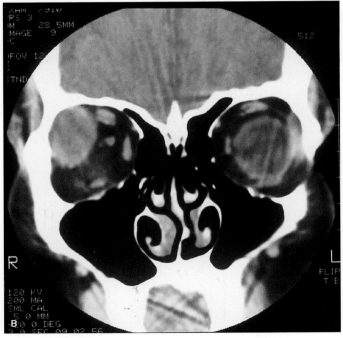

图14–18 泪腺肿瘤。(A)患者，男性，33岁，右眼无痛性眼球突出，进行性加重数年。(B，C)眼眶CT扫描显示右侧泪腺区圆形、边界清晰的肿块，完整切除后提示为多形性腺瘤。（待续）

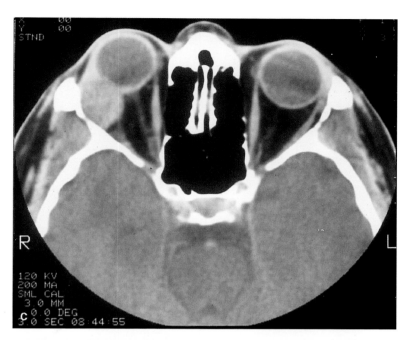

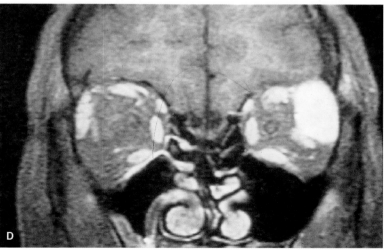

图14-18　（续）**泪腺肿瘤**。(D)多形性腺瘤的MRI图像。T2加权图像显示病灶信号较脂肪和肌肉高。（待续）

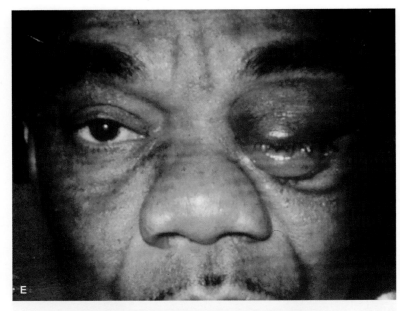

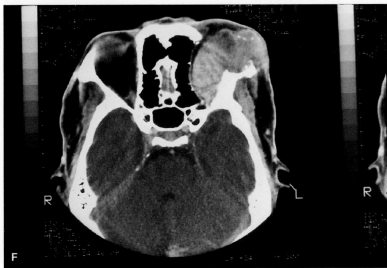

图14-18　（续）**泪腺肿瘤**。(E)患者，男性，58岁，左眼眶周肿胀，疼痛6个月。左眼球明显突出和水肿，眼球向下方移位。(F)眼部CT扫描显示泪腺区巨大肿块伴骨质破坏。诊断为泪腺腺样囊性癌。（待续）

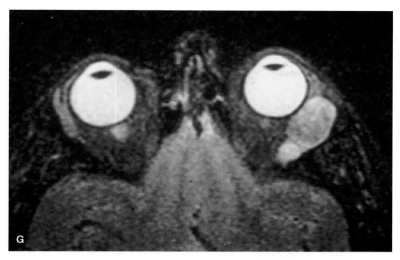

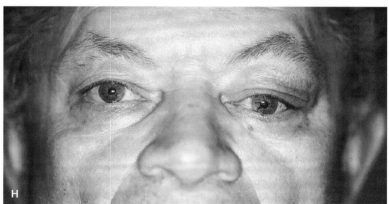

图14-18 (续)**泪腺肿瘤**。(G)腺样囊性癌MRI图像。T2加权图像显示病灶信号较肌肉和脂肪高。(H)患者,男性,75岁,左眼肿胀,向下方移位2~3个月。(待续)

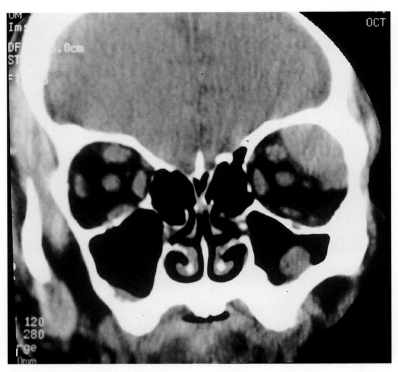

图14-18 (续)**泪腺肿瘤。**(l)眼眶CT扫描显示左侧泪腺扩大,活检提示淋巴瘤。相比之下,图B和图C中的肿块形态更圆。

其他眼眶肿瘤

继发性眼眶肿瘤

继发性眼眶肿瘤是指毗邻组织的肿瘤侵犯眼眶,包括鼻窦肿瘤、眼睑肿瘤和球内肿瘤蔓延至眼眶。

病因学和流行病学

- 病因:包括源于鼻窦、眼睑或球内的肿瘤侵犯眼眶。鼻窦肿瘤包括黏液细胞癌和鳞状细胞癌。眼睑肿瘤包括基底细胞癌(图14-19A~C)、皮脂腺癌和鳞状细胞癌(图14-19E~G)。视网膜母细胞瘤和脉络膜黑色素瘤(图14-19D)可从眼球蔓延至眼眶。
- 年龄和性别:各不相同,取决于原发肿瘤。

病史

- 患者常有被忽略的原发性恶性肿瘤病史,或既往原发性恶性肿瘤治疗病史。
- 症状的病程和肿瘤生长时间取决于原发性恶性肿瘤。

查体

- 可能有原发性肿瘤的明显症状,如被忽略的基底细胞癌。
- 同样的,眼内肿瘤的球外蔓延常伴随明显的眼眶炎症反应。
- 鼻窦肿瘤侵犯眼眶可能仅表现为眼球突出,常伴一定方向的眼球移位。

影像学检查

- 眼眶CT扫描:取决于原发性肿瘤。来源于鼻窦的肿瘤可见鼻窦异常。
- MRI:可有助于判断原发性眼内肿瘤的球外蔓延情况。

特殊事项

- 如果已知原发肿瘤,较易诊断为继发性眼眶肿瘤。

病理学

- 不同病例的病理学特点各异。

治疗

- 治疗方法是尽可能完整切除肿瘤。
- 如果肿瘤可切除,并且没有远处转移的证据,则考虑切除肿瘤。
- 术后是否辅以放射治疗,取决于原发肿瘤的性质。
- 如果不能完整切除肿瘤,可采用放射治疗和化学治疗。
- 必须进行个体化治疗。

预后

- 通常较差。即使完整切除肿瘤,仍有复发可能。

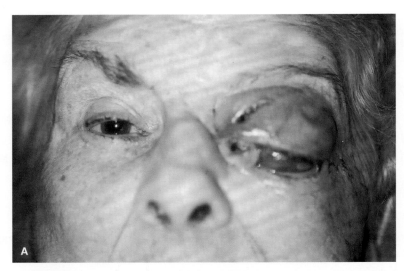

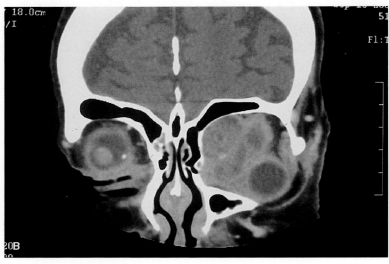

图14-19　**基底细胞癌侵犯眼眶。**(A)患者存在被忽略的内眦部基底细胞癌伴眼球突出。(B,C)冠状位和水平位眼眶CT扫描显示左眼眶内侧巨大肿块,活检提示基底细胞癌。予眶内容物剜除术。(待续)

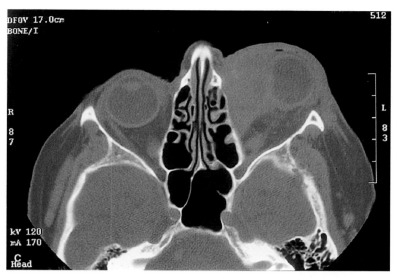

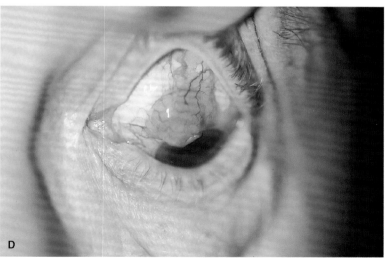

图14-19 （续）**基底细胞癌侵犯眼眶**。(D)左眼角膜缘巨大睑缘肿块。眼底检查见巨大脉络膜黑色素瘤蔓延至巩膜。（待续）

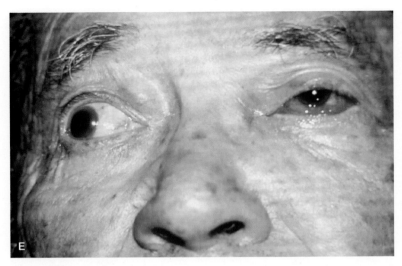

图14-19　(续)鳞状细胞癌伴神经周围播散。(E)患者,男性,77岁,左眼眶尖综合征。(待续)

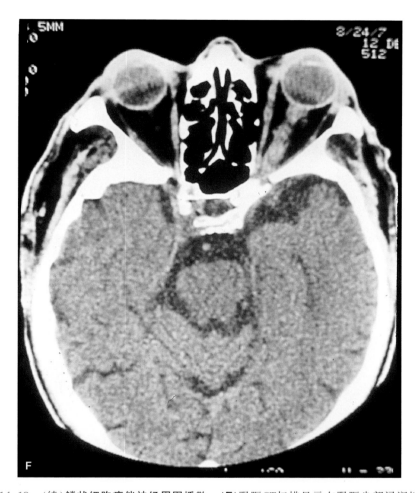

图14-19　（续）**鳞状细胞癌伴神经周围播散**。(F)眼眶CT扫描显示左眼眶尖部浸润性肿块，伴眼眶上方组织增厚。活检提示鳞状细胞癌沿额神经蔓延至眶尖。患者2年前曾接受前额鳞状细胞癌切除术。(待续)

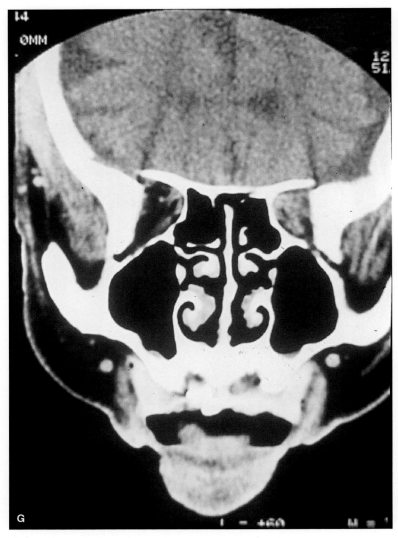

图14-19　(续)鳞状细胞癌伴神经周围播散。(G)冠状位眼眶CT扫描显示病灶位于眶尖。

转移性眼眶肿瘤

转移性眼眶肿瘤常表现为眼眶炎症反应、疼痛、眼球突出和眶骨破坏。多数患者有明确的原发恶性肿瘤,但仍有高达25%的患者原发肿瘤部位不明(图14-20)。

病因学和流行病学

- 年龄:常见于50~80岁。
- 病因和性别:在男性患者原发肿瘤中,肺癌排首位;在女性患者中,原发肿瘤乳腺癌最常见,肺癌排第二位。其他病因包括前列腺和胃肠道肿瘤,以及许多原发部位不明的病例。

病史

- 多数患者在出现眼眶肿瘤时已有明确的原发恶性肿瘤病史。
- 症状的发生速度较多数眼眶肿瘤迅速,可伴随疼痛。

查体

- 眼球突出是最常见的表现。
- 可表现为眼球突出或眼球移位。
- 通常可扪及质韧的肿块。由于转移性肿瘤的侵袭性特点,可能出现上睑下垂、眼球运动受限和视力下降。

影像学检查

- 眼眶CT扫描:肿块的表现各不相同。可以是散在的或浸润性的,引起骨侵蚀或骨质增生(前列腺癌),或只表现为眼外肌增粗。
- MRI:非诊断性,无法清晰显示骨质结构,但可显示软组织受累情况。

鉴别诊断

- 淋巴瘤。
- Wegener肉芽肿。
- 眼眶炎性假瘤。

病理学

- 在原发恶性肿瘤不明的病例中,特殊染色和标志物检测有助于明确组织来源。

治疗

- 活检有助于明确肿瘤为转移性。
- 肿瘤的全身治疗应紧随于原发恶性肿瘤的治疗。
- 单独的眼眶放射治疗或者联合化学治疗,可使眼眶肿瘤萎缩、症状减轻。

预后

- 即原发肿瘤发生转移的预后。
- 多数患者预后不佳。
- 眼眶CT扫描:肿块的表现各不同。

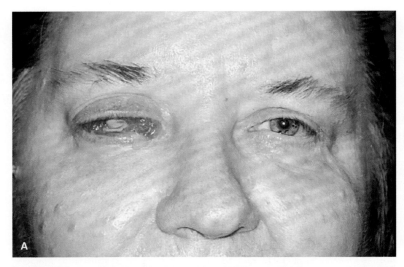

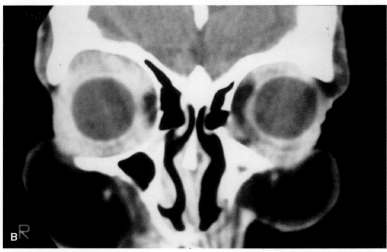

图14-20　**乳腺癌转移**。(A,B)患者,女性,65岁,乳腺癌病史,右眼肿胀、疼痛,眼球突出伴眼球固定和角膜溃疡。眼眶CT扫描显示乳腺癌转移至眼眶,伴眶内组织弥漫性浸润。进一步全身检查发现其他部位转移。(待续)

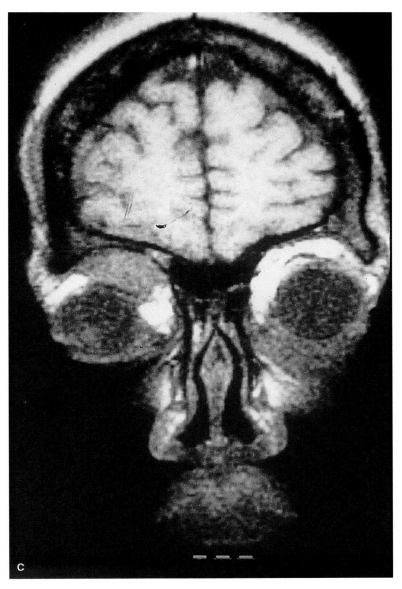

图14–20　(续)**乳腺癌转移**。(C)MRI T1加权影像显示病灶信号较脂肪和肌肉低。(待续)

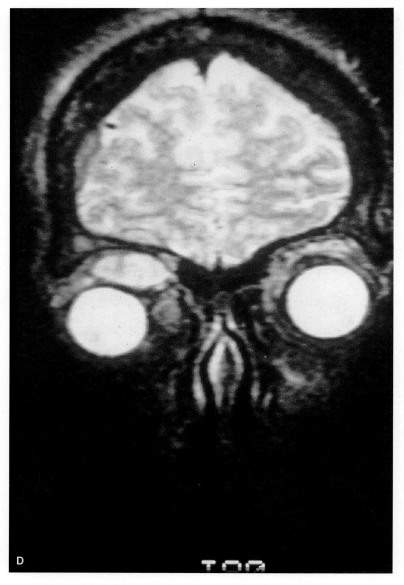

图14-20 （续）**乳腺癌转移**。(D)T2加权影像显示病灶信号较脂肪和肌肉高。（待续）

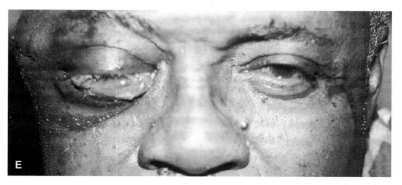

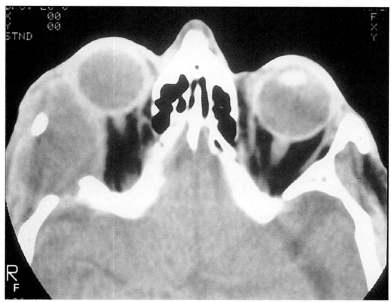

图14-20 (续)**转移性眼眶肿瘤**。(E,F)患者,男性,68岁,肺腺癌转移,右眼球突出和疼痛。右眼外侧可见肿块。眼眶CT扫描显示眼眶外侧肿块伴骨质破坏。(待续)

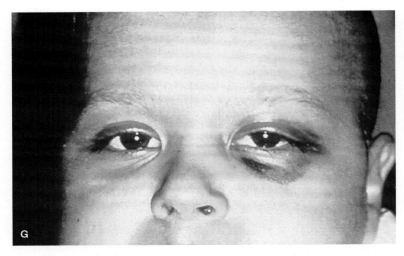

图14–20　(续)**转移性眼眶肿瘤**。(G)患儿,8岁,神经母细胞瘤伴眼眶转移,照片显示典型的眼眶淤血和眼球突出。

（王育红　喻长泰　译　　明维　校）

第15章

眼眶外伤

眼眶骨折

眼眶底壁骨折

眼眶底壁骨折是最常见的骨折类型，是由外力作用于眼球或眶缘引起。许多骨折仅引起眼眶组织肿胀和淤血。伴有组织嵌顿和持续性复视的骨折，缺损面积较大，出现眼球内陷的骨折需要手术治疗。

病因学和流行病学

- 年龄：多见于20~50岁。
- 性别：多见于男性。
- 病因：外力直接作用于下方眶缘，经骨传导引起底壁屈曲骨折；另一种机制是外力引起眶压升高，引起底壁薄弱处爆裂性骨折。

病史

- 拳头、手指、手肘或球击中等引起的外伤。
- 患者受伤后常出现复视。
- 少见情况下，患者受伤后打喷嚏，可出现眼眶气肿和眼眶组织肿胀。

查体

- 眼眶组织肿胀和淤血程度各不相同，部分骨折症状轻微。
- 眶下神经麻痹和眼球运动受限伴复视是主要的症状。
- 随着眼眶组织肿胀消退，大面积的骨折会出现眼球内陷。
- 出现不同程度的捻发音可能提示骨折存在。

影像学检查

- 眼眶CT扫描显示眼眶底壁骨折，伴上颌窦内积血。

- 轻微的骨折较大面积骨折更易发生眶内组织嵌顿。
- 下直肌本身很少发生嵌顿，但肌肉周围组织易发生嵌顿。除外白眼爆裂性骨折(WEBOF)的患者，此时眼外肌可能嵌顿于骨折处(下方)。
- MRI无法显影骨质，受伤后的早期不建议将其作为检查方式。

特殊事项

- 儿童和青少年的眼眶下壁骨折可能无淤血表现，但发生下直肌明显嵌顿时，可伴随疼痛、恶心和呕吐。
- 这被称为WEBOF(图15-1)。这种患儿通常极度不适，检查存在一定困难。
- 一旦发生肌肉嵌顿，需要在24~48小时内解除，因为肌肉严重嵌顿后会发生缺血。这种情况需要急诊手术。

治疗

- 肿胀消退后仍存在功能性复视的患者需要进行手术治疗。
- 骨折面积大于下壁50%的患者会出现明显的眼球内陷，同样需要进行手术治疗。
- 手术应在受伤后2周内进行，除外WEBOF需急诊手术。
- 多数骨折修复手术时要植入修复材料。

预后

- 受伤后2周内手术，预后良好。
- 部分患者存在直接的肌肉或神经损伤，可能需要较长时间恢复，甚至无法完全恢复。

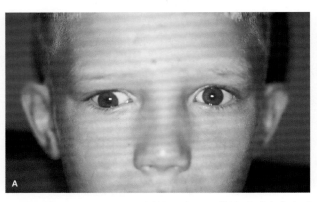

图15-1　白眼爆裂性骨折。(A,B)患儿，男性，9岁，1天前被手肘击中右眼，出现右眼疼痛，运动时疼痛加重，伴复视，存在恶心和呕吐。照片显示患儿眼眶无明显淤血和肿胀，右眼上转明显受限。(待续)

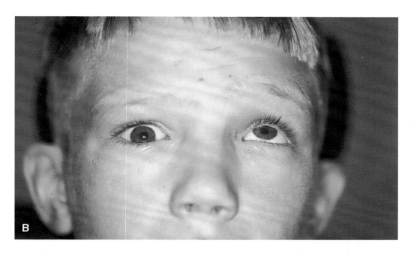

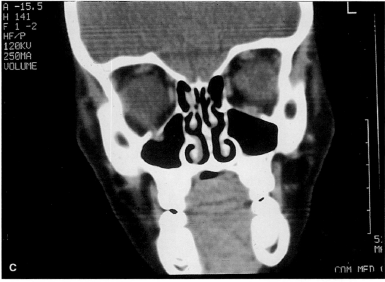

图15-1 （续）**白眼爆裂性骨折**。(C)眼眶CT扫描显示右眼眶底壁活板门样骨折伴组织嵌顿。需要尽快手术治疗,因为嵌顿的肌肉组织会发生缺血。（待续）

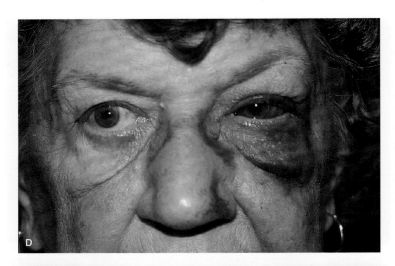

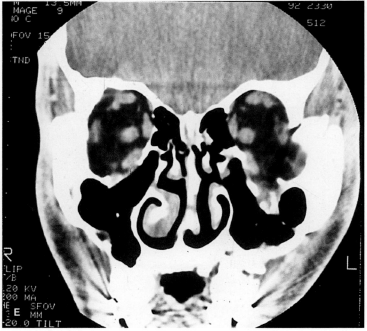

图15-1 (续)白眼爆裂性骨折。(D)患者,女性,72岁,摔倒后被床柱撞伤左眼。眼球运动无明显受限,但存在明显肿胀、淤血和眶下神经麻痹。(E)眼眶CT扫描显示左眼眶底壁大面积骨折,患者可能出现明显眼球内陷。

眼眶内壁骨折

眼眶内壁骨折可以是单独的骨折，或是累及鼻和鼻窦的较大范围骨折的一部分。单独的内壁骨折的治疗方式与眼眶底壁骨折相似(图15-2)。大范围的骨折常需要多学科协同手术。

病因学和流行病学

- 年龄：最常见于20~50岁。
- 性别：多见于男性。
- 病因：撞击坚实的物体引起的直接骨折。非直接(爆裂性)骨折可合并或类似眼眶底壁骨折。

病史

- 外伤病史各不相同。
- 症状包括复视和外观异常，取决于鼻部骨折的严重程度。

查体

- 内直肌嵌顿伴复视和眼球内陷是主要的症状。
- 直接骨折对鼻梁和眼眶内壁破坏明显。鼻梁塌陷可出现内眦间距过宽。
- 其他表现包括鼻出血、眼眶血肿、脑脊液鼻漏和泪道系统破坏。

影像学检查

- 眼眶CT扫描可显示骨折范围，帮助手术方案规划。
- MRI无法显影骨质，受伤后的早期不建议将其作为检查方式。

特殊事项

- 内壁骨折伴内直肌嵌顿应尽快手术(1周内)。

治疗

- 单独的内壁骨折常不需要手术治疗。
- 内直肌嵌顿伴复视是手术治疗的指征之一。
- 如果骨折范围较大，可能发生眼球内陷，需进行手术重建眼眶，有时需要放置植入材料。
- 累及鼻梁和眼眶内壁的较大范围骨折需要手术治疗，植入修复材料，手术常需和耳鼻喉科专家一起进行。

预后

- 良好。大范围的骨折可能需要多次手术修复。

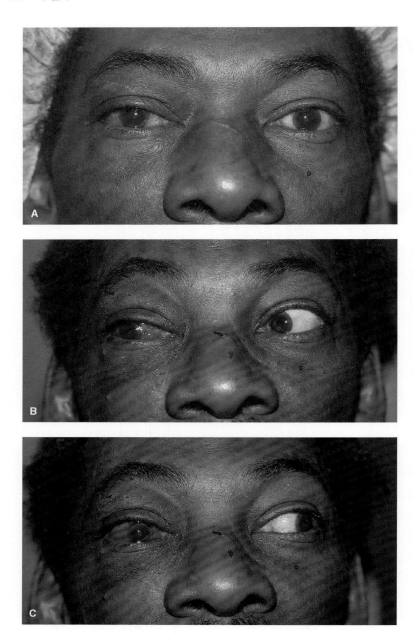

图15-2 眼眶内壁骨折。(A-C)患者,男性,55岁,不明物体撞击面部,表现为水平复视,右眼球内转、外转受限。(待续)

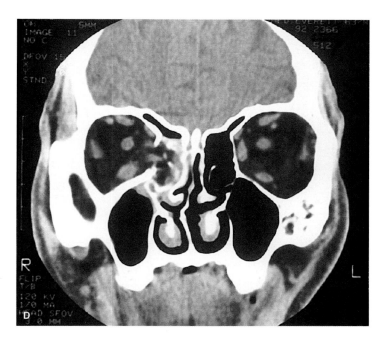

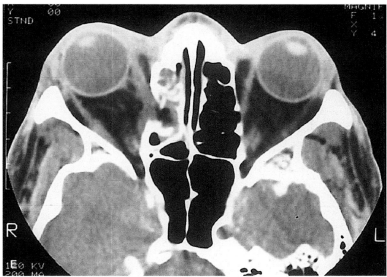

图15-2 （续）**眼眶内壁骨折**。(D,E)眼眶CT扫描显示眼眶内壁骨折伴内直肌陷入骨折处。

眼眶顶壁骨折

眼眶顶壁骨折(图15-3)较少见，由于可能发生危及生命的神经系统后遗症，需要及时诊断。可能只有较小的骨折，不伴神经系统异常，也可能出现严重的颅内积气和出血。治疗需要和神经外科医生一同进行。

病因学和流行病学

- 年龄：最常见于20~50岁。
- 性别：多见于男性。
- 病因：钝性外伤或较薄的物体直接穿入眼球上方和眼眶上缘之间。单发的眼眶顶壁骨折较少见。

病史

- 外伤病史常提示高能量的外力引起损伤。
- 包括液压空气软管、高度运动的钝性物体等。

查体

- 眼球上转受限、眶上神经麻痹、眼眶上方较下方肿胀明显提示眼眶顶壁骨折。
- 上直肌或上斜肌嵌顿非常罕见。

影像学检查

- 眼眶CT扫描可显示骨折常位于眼眶内部。
- MRI无法显影骨质，受伤后的早期不建议将其作为检查方式。
- MRI可用于评估颅内损伤。

特殊事项

- 神经外科会诊以评估神经系统并发症非常重要。

治疗

- 眼眶顶壁骨折的手术治疗常因神经外科因素，多于眼科因素。
- 手术修复或修复材料植入均需开颅手术。
- 非移位性骨折不需要手术治疗。

预后

- 根据合并神经系统损伤的严重程度，预后各不相同。

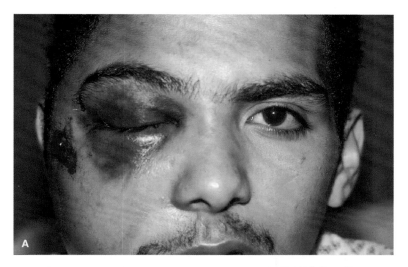

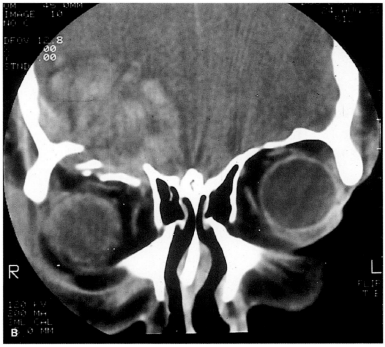

图15-3　眼眶顶壁骨折。(A)患者被液压空气软管击中右眼,查体发现右眼明显肿胀、眼球上转受限、眶上神经麻痹。(B)眼眶CT扫描显示眼眶顶壁骨折伴颅内出血。

颧骨骨折

颧骨骨折是剧烈外力作用于颧骨区域而引起的骨折(图15-4A~C)。损伤和症状取决于颧骨移位的方向和程度。如必要,手术应在受伤后1周内进行。

病因学和流行病学

- 年龄:年轻人。
- 性别:多见于男性。
- 病因:外力直接作用于颧骨。

病史

- 剧烈外力作用引起的外伤。
- 患者疼痛明显,张口和咀嚼受限。

查体

- 如果眼眶和面颊的肿胀和淤血明显,最初症状可能较轻微。
- 面颊变形、眶缘凹陷、张口受限是常见的症状。

影像学检查

- CT扫描显示颧弓在颧颌缝和颧额缝处发生骨折。
- 根据外力作用方向,颧弓可向不同方向移位。
- 常合并眼眶底壁骨折(图15-4D和E)。
- MRI无法显影骨质,受伤后的早期不建议将其作为检查方式。

治疗

- 多数骨折伴有明显的颧骨移位,需要手术治疗。
- 肿胀消退后应尽快手术。
- 需要进行切开复位和材料固定。非移位性骨折不需要手术治疗。

预后

- 如果及时手术治疗,预后良好。

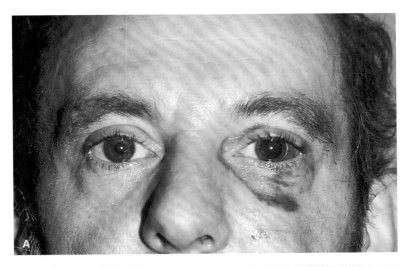

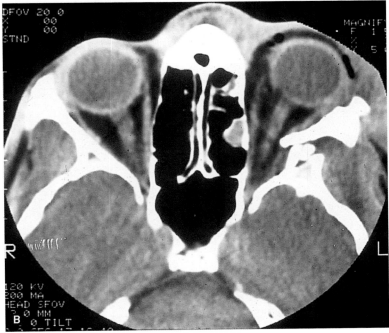

图15-4 颧骨骨折。(A)患者,男性,43岁,被球棒击中右侧面颊和眼部。面颊扁平,张口受限。(B,C)CT扫描显示颧骨骨折。(待续)

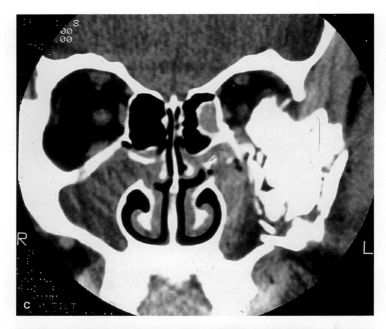

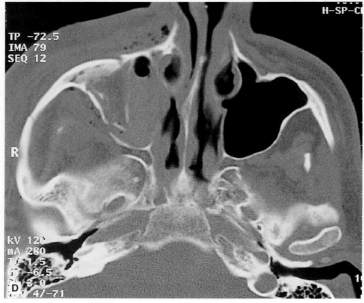

图15-4 （续）颧骨骨折。(D,E)CT扫描显示颧骨少量移位,合并眼眶底壁骨折。(待续)

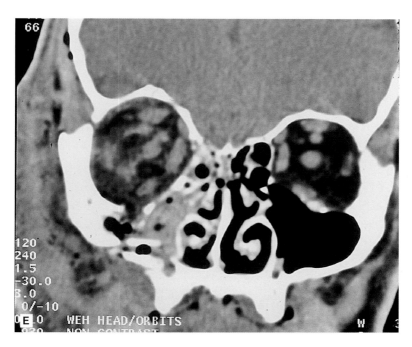

图15-4 （续）颧骨骨折。

其他外伤

眶内出血

眶内出血是眼眶外伤的常见结果，很少需要特殊处理（图15-5A和B）。自发性眶内出血较少见，需要评估出血来源，尽管有时找不到任何原因。眼眶或眼睑手术也是出血的原因。少数情况下需要引流眶内出血。

病因学和流行病学

- 年龄：任何年龄。
- 性别：多见于男性，因男性外伤发生率高。
- 病因：外伤、手术（图15-5E）或眼眶血管性病变（如淋巴管瘤或血管畸形）。

病史

- 外伤病史。
- 血管畸形患者常有突然发生的眼眶疼痛、眶压升高、眼球突出，有时可有淤血。

查体

- 查体可见眼球突出伴不同严重程度的出血引起的各种症状。
- 如果病因是外伤，还可伴其他眼球或眼眶损伤。
- 少量出血可仅表现为眼球突出。

- 大量出血可引起光感消失，伴严重的眼球突出、暴露性角膜炎、眼球运动受限、眼压升高和眼睑闭合障碍（图15-5C和D）。

影像学检查

- CT扫描：可表现为散在的肿块或浸润性病灶。更常见出血弥漫浸润于组织内部。
- MRI：急性出血在T1加权呈低信号，T2加权呈高信号。7天以上的陈旧性出血在T1加权呈高信号，T2加权信号各异。

特殊事项

- 自发性出血的患者需要怀疑眼眶血管畸形的可能。
- 如果急性出血的患者影像学检查未发现异常，那么急性出血消失后钆增强MRI检查可帮助确定病灶。

鉴别诊断

- 自发性出血（无外伤史）包括：
  - 淋巴管瘤。
  - 静脉畸形和静脉曲张。
  - 动静脉畸形。

治疗

- 观察，除非出现视力下降。
- 轻度视力下降需要严密观察，静脉注射激素、乙酰唑胺，必要时行外眦切开术。

- 如果视力下降严重，应立即进行外眦切开，并静脉注射大剂量激素进行治疗。
- 进行眼眶影像学检查以寻找包裹性出血。
- 出血常位于眼眶组织内部，眼眶引流或减压的价值很小。

- 除外由淋巴管瘤等原因引起的包裹性出血。

预后

- 严重出血可能发生永久性视力丧失。
- 少量出血吸收后无明显后遗症。

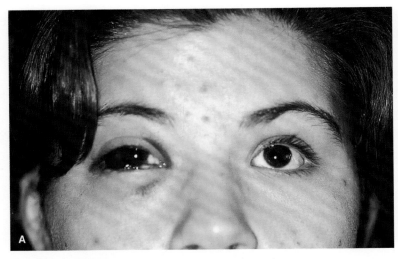

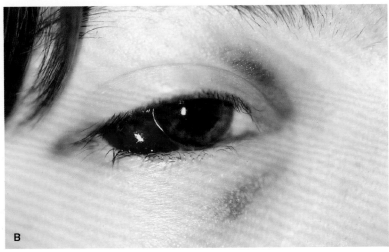

图15-5   眶内出血。(A)患者,女性,17岁,被曲棍球棍击中引起眶内出血。眼眶CT扫描未见其他部位损伤。视力正常,但眶压较高。患者留院观察,防止出血进行性加重,第二天症状逐渐缓解。**(B)**角膜见少量上皮缺损,随着眶内出血缓解,并使用人工泪液,缺损逐渐恢复。(待续)

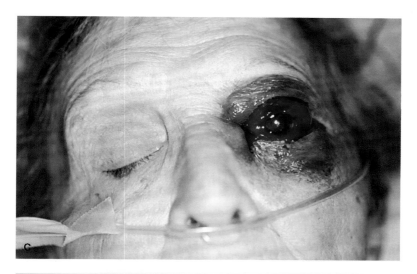

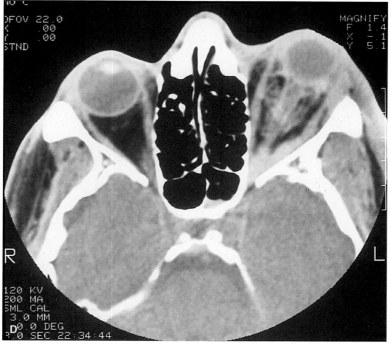

图15-5　(续)眶内出血。(C)长期使用华法林的患者球后注射后出现严重的眶内出血。
(D)眼眶CT扫描显示眶内组织弥漫性出血,无局限性出血,视神经受牵拉伸直。(待续)

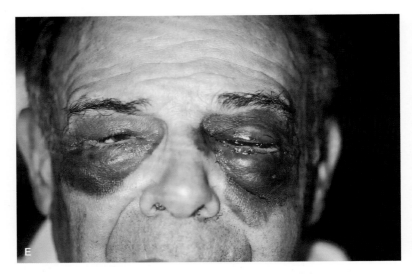

图15-5   (续)眶内出血。(E)眼睑整形术后出现双眼眶内出血。

眶内异物

任何形式的眼眶外伤后都应考虑眶内异物可能(图15-6)。大部分眶内异物需要手术取出，除外某些眼眶深部的惰性材料。

病因学和流行病学

- 年龄：任何年龄。
- 性别：多见于男性。
- 病因：眶内异物可从眼球和眶壁之间穿入眼眶，也可从皮肤或眼球穿出。

病史

- 有明确的异物进入眼眶的病史。
- 当眼眶外伤病史不详，但出现明确的眶内异物表现时，处理较棘手。

查体

- 如果异物位于眼眶前部，可能能够扪及，甚至肉眼可见。
- 如果异物位于眼眶深部，可能仅表现为皮肤外伤，或表现为严重的眶内出血和组织肿胀。

影像学检查

- 影像学检查是眶内异物定性和定位的关键，CT扫描是主要方式。
- 外伤后不应进行MRI检查，除非用CT扫描排除金属异物。
- 玻璃、塑料和有机物异物在CT扫描下可能无法显影。
- 可通过MRI扫描寻找上述异物，但即使应用MRI也可能无法显示。

治疗

- 如果异物为有机物、引起症状，或异物边缘锋利，可能引起进一步损伤，需要手术取出。
- 异物所处的位置会影响取出异物的决定。异物的位置越深，取出的难度越大。
- 对于任何留在体内的异物，都需要与患者沟通潜在的排异或感染可能。
- 如果怀疑眶内异物，即使影像学检查为阴性，也需要进行伤口内和眶内探查。

预后

- 良好。有机异物长期留在体内会引起慢性炎症反应或感染。

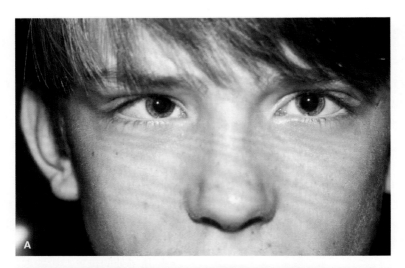

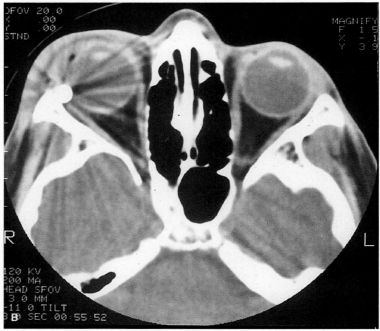

图15-6　眶内异物。(A)患儿,12岁,2周前被气枪击中,出现持续性内斜视,右眼球外侧可见轻度结膜充血。(B)眼眶CT扫描显示右眼眶外侧前部的子弹。气枪子弹可留在体内,不会引起继发问题。但由于该患者的子弹位置靠前,取出较易,子弹被顺利取出。(待续)

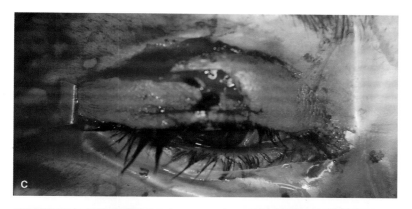

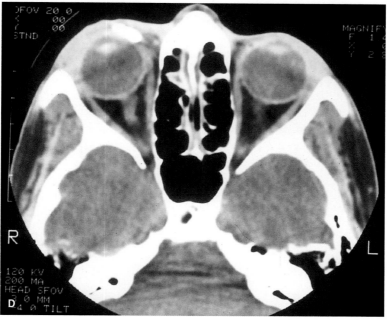

图15-6　(续)**眶内异物**。(C,D)被破裂的红酒瓶击中引起多发性眼睑裂伤。对于破碎玻璃引起的外伤,需要考虑异物残留的可能。眼眶CT扫描显示右眼眶内异物。(待续)

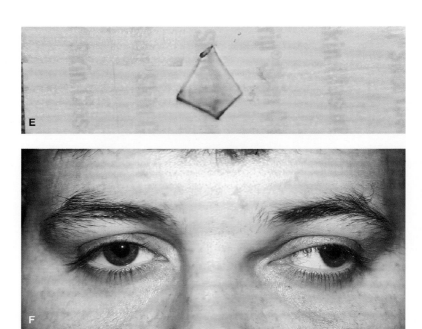

图15-6　(续)眶内异物。(E)玻璃异物被顺利取出。红酒瓶是由含铅水晶组成,因此眼眶CT扫描可清晰显影。(F)患者4个月前被铅笔击中,左眼可见轻度红肿,内眦处可见一包块。(待续)

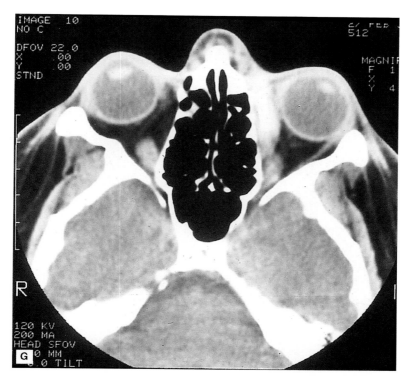

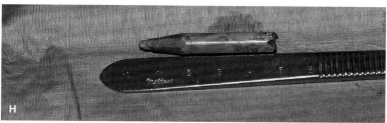

图15-6　（续）眶内异物。(G)眼眶CT扫描显示左眼眶内侧不透明物体。(H)术中取出异物，发现为半截铅笔。(待续)

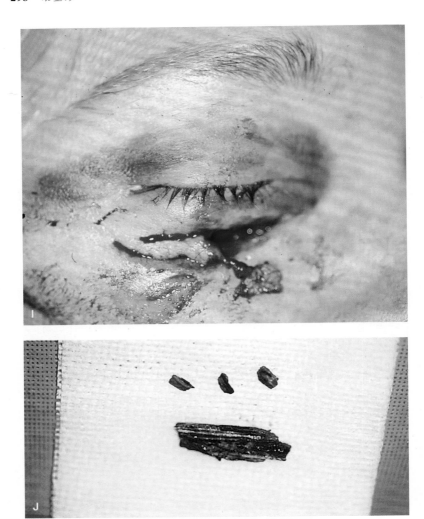

图15-6　(续)**眶内异物**。(I,J)患者跌入灌木丛,引起右眼下睑裂伤。(I)眼眶CT扫描未见异物残留。(J)眶内探查取出多个木质碎片残留。

黏液囊肿

外伤或鼻窦疾病导致的窦口结构破坏,可引起鼻窦内黏液积聚,继而蔓延至眼眶(图15-7)。症状取决于黏液囊肿的发生部位。治疗目的主要是切除囊肿,清除鼻窦内积液。

病因学和流行病学

- 年龄:任何年龄,但最常见于40~70岁。
- 性别:多见于男性。
- 病因:鼻窦口阻塞引起黏液积聚,形成囊肿,体积逐渐扩大。

病史

- 常有鼻窦部位的外伤史或长期鼻窦疾病史。
- 眼眶的发病过程常表现为缓慢发生的眼球突出或眼球移位。位置较前的黏液囊肿可表现为缓慢的视力下降。
- 少数情况下,如果黏液囊肿发生感染,症状可呈急进性。

查体

- 症状取决于黏液囊肿的发生部位。
- 囊肿缓慢增大,逐渐压迫眼球,引起眼球突出。如果位于眼眶深部,还可引起视神经压迫和(或)眶尖综合征。

特殊事项

- 额窦和筛窦黏液囊肿最常见,而蝶窦黏液囊肿较少见。

鉴别诊断

- 眼眶脓肿。
- 原发性鼻窦肿瘤蔓延至眼眶。

治疗

- 手术切除囊肿,同时打开并重建鼻窦引流,这是在耳鼻喉科专家的帮助下完成的。

预后

- 可能会复发。大多数黏液囊肿可通过简单的手术切除,但体积较大的囊肿处理有一定难度。

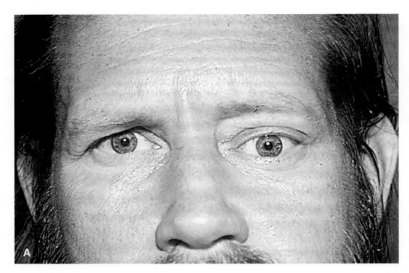

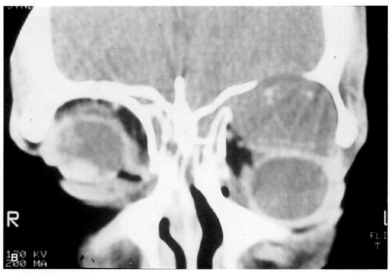

图15-7　**眼眶黏液囊肿**。(A)患者有面部骨折病史,逐渐出现左眼球移位,病程时间不详。(B)眼眶CT扫描显示额窦巨大黏液囊肿,其压迫眼球使之向下方移位。

（雷海珠　喻长泰　译　　明维　校）